临床外科疾病诊治

邱延松 ◎ 著

吉林科学技术出版社

图书在版编目（CIP）数据

临床外科疾病诊治/ 邱延松著. —— 长春 :吉林科
学技术出版社, 2019.8
　ISBN 978-7-5578-5961-9

　Ⅰ.①临… Ⅱ.①邱… Ⅲ.①外科–疾病–诊疗
Ⅳ.①R6

中国版本图书馆CIP数据核字(2019)第159927号

临床外科疾病诊治
LINCHUANG WAIKE JIBING ZHENZHI

出 版 人	李 梁
责任编辑	李 征 李红梅
书籍装帧	山东道克图文快印有限公司
封面设计	山东道克图文快印有限公司
开 本	787mm×1092mm 1/16
字 数	233千字
印 张	10
印 数	3000册
版 次	2019年8月第1版
印 次	2020年6月第2次印刷

出 版	吉林科学技术出版社
发 行	吉林科学技术出版社
地 址	长春市福祉大路5788号出版集团A座
邮 编	130000

发行部电话/传真　 0431-81629529　 81629530　 81629531
　　　　　　　　　 81629532　 81629533　 81629534

储运部电话 0431-86059116

编辑部电话 0431-81629508

网 址	http://www.jlstp.net
印 刷	北京市兴怀印刷厂

书 号	ISBN 978-7-5578-5961-9
定 价	98.00元

前　言

　　随着医学科学技术的发展,国内医学领域新理论、新技术、新方法不断涌现,各科疾病的基础理论研究、临床诊断和治疗均取得了巨大进展。为了便于广大临床医师,尤其是基层医疗单位的医务工作者在较短时间内,系统、全面地了解掌握各科疾病的基础理论、临床诊断与治疗,,特编写了本书。

　　本书共五章,内容包括普外科疾病、神经外科疾病、胸心外科疾病、泌尿外科疾病、骨外科疾病等常见病的诊断要点、鉴别诊断要点、治疗原则等内容。内容丰富、文字简练、深入浅出,是广大基层医师,尤其是临床医师必备的参考书。

　　由于编写时间仓促和编者水平所限,书中难免有不足之处,敬请广大读者同仁提出宝贵意见。

编　者

目　　　录

第一章　普外科疾病 ………………………………………………… (1)

第一节　外科感染 …………………………………………………… (1)

第二节　颈部疾病 …………………………………………………… (4)

第三节　乳房疾病 ………………………………………………… (12)

第四节　胃肠疾病 ………………………………………………… (23)

第五节　直肠、肛管疾病 ………………………………………… (43)

第六节　肝胆胰疾病 ……………………………………………… (52)

第二章　神经外科疾病 …………………………………………… (70)

第一节　颅内压增高 ……………………………………………… (70)

第二节　颅内肿瘤 ………………………………………………… (71)

第三节　头皮损伤 ………………………………………………… (74)

第四节　颅骨骨折 ………………………………………………… (75)

第五节　脑损伤 …………………………………………………… (76)

第六节　脊髓损伤 ………………………………………………… (80)

第七节　三叉神经痛和舌咽神经痛 ……………………………… (85)

第八节　面神经麻痹和面肌抽搐 ………………………………… (92)

第九节　痉挛性斜颈 ……………………………………………… (96)

第三章　胸心外科疾病 …………………………………………… (98)

第一节　胸部创伤 ………………………………………………… (98)

第二节　肋骨骨折 ………………………………………………… (99)

第三节　创伤性气胸 …………………………………………… (100)

第四节　创伤性血胸 …………………………………………… (102)

第五节　脓胸 …………………………………………………… (103)

第六节　气管、支气管异物 …………………………………… (107)

第四章　泌尿外科疾病 ………………………………………… (109)

第一节　输尿管畸形 …………………………………………… (109)

第二节　膀胱畸形 ……………………………………………… (111)

第三节　肾损伤 …………………………………………………… (112)

第四节　输尿管损伤 ………………………………………………… (116)

第五节　膀胱损伤 …………………………………………………… (119)

第五章　脊柱疾病 ……………………………………………………… (123)

第一节　脊柱骨折与脊髓损伤 ……………………………………… (123)

第二节　颈椎创伤 …………………………………………………… (137)

第三节　胸椎退行性疾病 …………………………………………… (140)

第四节　腰椎管狭窄症 ……………………………………………… (142)

第五节　腰椎滑脱症 ………………………………………………… (147)

参考文献 …………………………………………………………………… (153)

第一章　普外科疾病

第一节　外科感染

一、浅表软组织急性化脓性感染

(一)疖与疖病

疖是金黄色葡萄球菌或表皮葡萄球菌侵入毛囊或汗腺,引起的单个毛囊及所属皮脂腺的急性化脓性炎症。全身多处同时或反复发生疖者称为疖病。

【诊断标准】

(1)最初局部出现以毛囊及皮脂腺为核心的圆形硬结,伴有红肿、发热、疼痛及局部功能受限等症状,此后结节顶端出现黄白色脓点,破溃后有少量脓液。区域淋巴结可肿大。

(2)常发生于易受摩擦和皮脂腺丰富的部位,如头、面、颈、背、腋下、腹股沟及会阴部等。

(3)单一疖肿一般无明显全身症状,但位于颜面危险三角区的疖肿在受到挤压后,容易并发海绵窦栓塞,引起颅内感染性败血症等严重后果;疖病常有发热、食欲缺乏等全身症状。

【治疗原则】

(1)疖以局部治疗为主,有时需辅以全身抗菌药物。

(2)疖病一般需辅以抗菌药物及应用自体或多价疫苗治疗。

(3)早期未破溃时切忌挤压,局部可用热敷或药物外敷(如20％鱼石脂软膏等)。

(4)对已有脓头、尚未破溃者可以行切开引流,但对面部疖应避免切开。

(二)痈

病原菌为金黄色葡萄球菌的多个相邻毛囊及其所属皮脂腺或汗腺的急性化脓性感染;或由多个疖相互融合而成。

【诊断标准】

(1)好发于皮肤韧厚的项、背部,有时也见于上唇和腹壁,常见于糖尿病患者与身体衰弱者。

(2)病变早期呈大片紫红色浸润区,高出体表,坚硬水肿,边界不清,剧痛。此后,中心部位出现多个脓栓,至破溃后呈蜂窝状,继而坏死、溃烂。

(3)常伴有畏寒、发热、头痛、乏力等全身症状,区域淋巴结肿大、疼痛,可伴有急性淋巴结炎、淋巴管炎、静脉炎及蜂窝织炎。

(4)可见血白细胞及中性粒细胞计数增多。

【治疗原则】

(1)全身治疗适当休息,加强营养。

(2)局部湿敷或药物外敷,配合局部理疗。

(3)应用抗生素治疗,通常首先选择抗革兰阳性球菌的抗生素;此后还可以根据临床效果或细菌学检查进行调整。

(4)积极治疗合并的糖尿病或营养不良。

(5)切开清创通畅引流,切口采取十字、双十字或井字形,长度应超过炎症范围少许,深达筋膜,彻底清除坏死组织。

(6)切除皮肤较多,待肉芽组织健康后,可考虑植皮。

(三)丹毒

病原菌(常为β溶血性链球菌)自皮肤或黏膜微小破损处入侵,引起的皮肤及皮内网状淋巴管的急性炎症。

【诊断标准】

(1)好发于面部及下肢,有反复发作的特点。

(2)局部表现为片状红疹,略高于皮肤,稍肿胀,局部有烧灼样痛,皮疹呈鲜红玫瑰色,与周围正常皮肤界限清楚,压之红色可消退,除去压力,红色很快恢复。病变皮肤可见水疱,一般不化脓,少见组织坏死。

(3)病变向周围蔓延较迅速,而中心部位的红色逐渐消退,可伴有皮肤脱屑。

(4)区域淋巴结多肿大、压痛。

(5)起病时可有头痛、畏寒、发热等症状;血白细胞及中性粒细胞计数可有增多。

(6)若丹毒反复发作则可形成局部皮肤象皮肿。

【治疗原则】

(1)休息、抬高患肢。

(2)局部应用药物外敷(常用的有50%硫酸镁、如意金黄散等)。

(3)配合局部理疗,如紫外线照射。

(4)全身应用抗生素(常用青霉素G),要注意在全身和局部症状消失后,仍应继续使用5～7天。

(5)同时治疗足癣,并注意防止接触性传染。

二、手部急性化脓性感染

【概述】

(一)常见类型

(1)甲沟炎。

(2)脓性指头炎。

(3)手掌侧化脓性腱鞘炎。

(4)滑囊炎。

(5)掌深间隙感染。

(二)致病菌

主要是金黄葡萄球菌。

(三)特点

(1)掌面皮肤表皮层厚且角化明显,掌面的皮下感染化脓后可形成"哑铃状脓肿"。

(2)手的掌面皮下组织分隔成若干相对封闭的腔隙,发生感染时不易向周围扩散。

(3)皮下组织内压力较高而致剧烈疼痛,出现明显全身症状。

(4)在局部化脓前感染就可侵及深层组织,引起骨髓炎、腱鞘炎、滑囊炎及掌深间隙感染。

(5)手掌面的腱鞘、滑液囊、掌深间隙等解剖结构相互之间,以及与前臂肌间隙之间有关联掌面感染可以一定的规律向深部、向近侧蔓延。

三、全身性外科感染

(一)病因

致病菌数量多/毒力强和(或)机体抗感染能力低下。

(1)继发于严重创伤后的感染和各种化脓性感染。

(2)静脉导管感染。

(3)肠源性感染。

(4)原有抗感染能力降低的患者、患化脓性感染后较易导致全身性感染。

(二)常见致病菌

(1)革兰染色阴性杆菌,最常见。

(1)常见为大肠杆菌、绿脓杆菌、变形杆菌等。

(2)主要致病因子为内毒素,由革兰阴性杆菌所致的脓毒症一般比较严重。

(2)革兰染色阳性球菌,金黄葡萄球菌感染、表皮葡萄球菌等。

(3)无芽胞厌氧菌,拟杆菌,梭状杆菌等。

(4)真菌感染,属于条件性感染。

(三)临床表现

(1)骤起寒战,继以高热可达 40～41℃,或低温,起病急,病情重,发展迅速。

(2)头痛、头晕、恶心、呕吐、腹胀,面色苍白或潮红、出冷汗。神志淡漠或烦躁、谵妄和昏迷。

(3)心率加快、脉搏细速,呼吸急促或困难。

(4)肝脾可肿大,严重者出现黄疸或皮下出血淤斑等。

(四)实验室检查

(1)白细胞计数明显增高,或计数降低、核左移、幼稚型增多,出现毒性颗粒。

(2)可有不同程度的酸中毒、氮质血症、血尿,代谢失衡和肝、肾受损征象。

(3)寒战发热时抽血进行细菌培养,较易发现细菌。

(五)诊断

(1)原发感染灶＋脓毒症的临床表现。

(2)确定致病菌应作血和脓液的细菌培养多次培养阴性者,应考虑厌氧菌或真菌性脓毒症。

(六)治疗全身性感染应用综合性治疗,关键是处理原发感染灶

(1)原发感染灶的处理明确感染的原发灶,作及时、彻底的处理,解除相关的病因。

(2)抗菌药物的应用,可先联合应用估计有效的两种抗生素,并应用足够剂量。再药敏实验,调整抗菌药物。

(3)支持疗法,补充血容量、输注新鲜血、纠正低蛋白血症等。

(4)对症治疗。

四、有芽孢厌氧菌感染(破伤风)

(一)致病菌

破伤风梭菌,专性厌氧,革兰染色阳性。

(二)感染主要因素

缺氧环境。

(三)主要致病原因

痉挛毒素。

(四)典型症状

(1)肌紧张性收缩(肌强直、发硬),阵发性强烈痉挛。

(2)最先受影响的肌群是咀嚼肌,随后顺序为面部表情肌、颈、背、腹、四肢肌,最后为膈肌。

(3)相应出现的征象为:

1)张口困难(牙关紧闭)、咧嘴"苦笑"。

2)颈部强直、头后仰,"角弓反张"或"侧弓反张"。

3)膈肌受影响后,发作时面唇青紫,通气困难,可出现呼吸暂停。

4)患者死亡原因多为窒息、心力衰竭或肺部并发症。

(五)诊断与鉴别诊断

(1)化脓性脑膜炎。

(2)狂犬病。

(3)其他如颞下颌关节炎、子痫、癔症等。

(六)预防

(1)创伤后早期彻底清创,改善局部循环,是预防破伤风发生的关键。

(2)人工免疫,产生较稳定的免疫力。

(七)治疗

(1)伤口处理、充分引流。

(2)抗毒素的应用,早期有效。

(3)镇静、解痉药物,减少患者的痉挛和痛苦。

(4)注意防治并发症。

(5)注意营养补充和水与电解质平衡的调整。

第二节　颈部疾病

一、结节性甲状腺肿

【临床表现】

结节性甲状腺肿一般不呈功能上的改变,故无全身症状。典型、较大的结节性甲状腺肿表现为双侧甲状腺常弥散性肿大、质中、表面光滑、可及结节,可随吞咽上下移动。有时在肿大腺体一侧,也可在两侧,扪及多个(或单个)结节;结节可以囊性变,如并发囊内出血,结节可在短期内增大。增大的结节一般在 2 个月内因吸收而变小,少数可以完全吸收而形成小的结节,因液体吸收后结节内固体成分常常有钙化影像,该小结节常常被误诊为甲状腺癌,因此,需结合患者以往的彩超来判断结节的性质。

较大的结节性甲状腺肿,可以压迫邻近器官,而引起各种症状:①压迫气管:比较常见,可以引发咳嗽和呼吸困难;②压迫食管的情况少见;③压迫颈深部大静脉,可引起头颈部血液回流障碍,此种情况多见胸骨后甲状腺肿。结节性甲状腺肿可继发甲状腺功能亢进(也称之为Plummer 病),部分患者可以合并甲状腺癌。合并甲亢者常见于中老年女性,不伴或很少伴有突眼,甲亢症状和表现常常不如原发性甲亢明显。

【治疗原则】

(1)青春发育期或妊娠期的生理性甲状腺肿,可以不给药物治疗,应多食含碘丰富的食物如海带、紫菜等,必要时给予少量甲状腺素,以抑制腺垂体促甲状腺激素的分泌。常用剂量为左旋 T_4 50～100μg,每日一次,口服,3～6 个月为一个疗程。

(2)如有以下情况者,应及时行手术治疗,施行甲状腺结节切除术或者是大部切除术:①结节超过 4cm,或压迫气管而引起临床症状者;②胸骨后甲状腺肿;③巨大甲状腺肿,影响工作生活者;④结节性甲状腺肿继发有功能亢进者;⑤结节疑有恶变者;⑥影响美观者。

(3)结节性甲状腺肿合并甲亢(Plummer 病)的治疗:手术是首选,一是切除了结节,二是去除了甲亢,一举两得。术前也需要卢戈液准备,不过准备的时间一般无须像原发性甲亢那么严格,一般准备 10 天以上即可。卢戈液一般是每次 10 滴,一天三次。从第四天开始停服甲硫咪唑等抗甲亢药物,仅服卢戈液即可。

二、甲状腺功能亢进

【分类】

(1)弥散性甲状腺肿伴甲亢症(Graves 病,突眼性甲状腺肿等)。

(2)结节性甲状腺肿伴甲亢(Plummer 病)。

(3)自主性高功能性甲状腺瘤。

(4)甲状腺炎伴甲亢(也称桥本甲亢)慢性淋巴细胞性甲状腺炎(桥本甲状腺炎)同时有甲状腺功能亢进者。

其中,后三种甲亢因是继发于其他病症,也称之为继发性甲亢。

【临床表现】

1.代谢增高症状群

甲状腺激素过多引起的一系列代谢增高综合征。能量代谢增快,基础代谢率升高。常有怕热、多汗、皮肤潮红、低热。患者常有心动过速、食亢易饥、体重减轻、疲乏。

2.交感神经兴奋症状

甲状腺激素分泌过多,可使交感乃至中枢神经系统兴奋性增高,表现为神经过敏、易激动、言语行动匆促、焦虑,严重时可出现忧郁、多虑等精神失常。由于神经肌肉兴奋性增高,故手颤阳性,于精细操作时更明显。

3.甲状腺肿大

绝大多数的患者有程度不一的甲状腺肿大,在甲亢中大约10%的患者甲状腺可不肿大,甲状腺肿大分度如下:Ⅰ度,甲状腺扪诊时可发现肿大,但望诊时不明显;Ⅱ度,望诊时即可发现肿大;Ⅲ度,介于Ⅱ~Ⅳ度;Ⅳ度,甲状腺明显肿大,其外界超越胸锁乳突肌外缘。

4.内分泌性突眼

内分泌性突眼往往和甲亢同时发生,也可在甲亢发生前或甲亢已被控制、甲状腺功能已正常甚而减退时出现。原发性甲亢多见。

5.局限性胫骨前黏液性水肿

少数患者出现。

【甲亢危象】

1.诱因

①甲亢术前准备不充分;②感染及精神创伤;③术前术中不适当的多次按压、检查;④骤然停药或未及时、积极治疗;⑤甲亢放射性核素治疗后的1~3周中;⑥行其他手术时忽略了甲亢的存在,可在术后1~2天出现危象。

2.临床表现

(1)危象先兆:①发热,但未超过39℃;②心率(110~130)次/分;③食欲缺乏、恶心;④烦躁、多汗。具有其中3项以上表现者即可诊断。

(2)危象:先兆的进一步加重:①发热,且大于39℃;②心率大于140次/分,可伴心律失常、心力衰竭;③大汗淋漓,继而汗闭;④极度烦躁、谵妄、昏迷等;⑤呕吐、腹泻、黄疸。具备以上3项指标可诊断。

【治疗原则】

1.外科治疗的指征

甲状腺大部切除术仍然是目前治疗甲亢的一种常用而有效的方法。抗甲状腺药物常不能根治甲亢,更不能代替手术。除了病情较轻者及伴有其他严重疾患不能耐受手术者外,均可手术治疗,具体指征如下:

(1)如果应用抗甲状腺药物治疗6个月后疗效不能巩固者,应考虑手术治疗。

(2)停药后复发的患者,包括TRab很高的患者。

(3)继发性甲亢,首选手术治疗。

(4)^{131}I治疗效果不显著者或不吸碘甲亢者(即不适合^{131}I治疗)。

(5)甲亢同时还疑有恶变结节的可能者。

(6)顽固性甲亢、难控制甲亢以及巨大甲状腺肿大伴甲亢:手术是这类患者几乎唯一的选择。已并发有左心扩大,心律失常,甚至发生心律失常者,更应手术。要想完全治好心脏症状,然后再行手术的办法,是本末倒置,常导致病情恶化。

至于妊娠妇女,鉴于甲状腺功能亢进对妊娠可造成不良影响,引起流产、早产、胎儿宫内死亡和妊娠中毒症等,同时妊娠又可能加重甲亢。因此,在妊娠早期可以药物辅助治疗,至中期时,即4~6个月时,仍应考虑手术治疗;到晚期,甲状腺功能亢进与妊娠间的相互影响已不大,可以药物控制,待分娩后再行手术治疗。

2.术前准备

甲亢患者在基础代谢率高亢的情况下,手术危险性很大。因此,充分而完善的术前准备十分重要。

(1)术前检查

1)T_3、T_4 和 TSH 检查:术前应用药物将 T_3、T_4 和 TSH 控制到正常水平才能开始卢戈液准备。

2)还应检查血 TRab:TRab 是判断术后甲亢是否容易复发以及术中保留多少甲状腺的重要参考指标。TRab 越高则术后越容易复发,因此,对术前 TRab 高者,应尽量多切除一些甲状腺。

3)心电图检查,并详细检查心脏有无扩大,杂音或心律不齐等。

4)巨大或胸骨后甲状腺肿时,应做颈部 X 线片或 CT 检查,以确定气管受压程度以及甲状腺下极的位置。

(2)药物准备

1)如患者甲状腺功能(血 FT_3、FT_4)高,可用硫氧嘧啶类药物(抗甲亢药物,ATD)将甲状腺功能控制在正常范围。此类药物能阻止碘的有机化过程,使氧化碘不能与酪氨酸结合,有效阻止甲状腺素的合成,但是,由于硫氧嘧啶类药物能反馈性的引起甲状腺肿大和动脉性充血,手术时易发生出血,增加了手术的困难和危险。因此,甲功正常后、开始卢戈液准备时需停服硫氧嘧啶类药物。

2)口服复方碘溶液(卢戈液)的方法:一般是抗甲亢药物和卢戈液同时服用 3 天,从第 4 天开始停用抗甲亢药物,仅口服卢戈液即可。卢戈液每日 3 次,每次 10 滴,服药时间一般是14～21日,最长不超过 4 周。碘剂可以抑制甲状腺素释放,使滤泡细胞退化,甲状腺血运减少,腺体因此缩小变硬,脆性降低,有利于手术切除甲状腺。

3.手术时机的选择

经卢戈液准备 2～4 周后,甲亢症状得到控制,脉率稳定在每分钟 90 次以下,T_3、T_4 在正常范围,腺体缩小变硬后可进行手术。原发性甲亢最好服碘 3 周或以上;在少数情况下,严重的甲亢不能被药物或碘剂控制,T_3、T_4 很高,经过精心准备(包括围术期使用静脉碘剂和激素等)也可以采用限期或急诊手术治疗,而且手术是此类患者唯一有效的治疗方法。

【甲亢的术式】

甲亢的手术一般采用全麻。尤其是对气管严重受压或较大的胸骨后甲状腺肿的患者。

1.甲状腺双侧大部切除术

适用于多数、普通的甲亢患者。手术操作应轻柔、细致,认真对待以下每一步骤:

(1)离胸骨上缘两横指处作切口,横断或分开颈前肌。

(2)充分显露甲状腺腺体。结扎、切断甲状腺上动静脉应紧贴甲状腺上极,以避免损伤喉上神经外支。离断下极血管,然后紧贴气管离断峡部,分别进行两侧腺体的大部切除术。

2.一侧全切＋一侧大部切除术

适用于一侧腺体有结节,或峡部肥厚,或甲状腺巨大,或容易复发的患者。该手术需显露一侧喉返神经,将一侧腺体全切,然后从气管表面将腺体掀起(无须离断峡部,从而避免大量出血,尤其是峡部肥厚者),直至对侧腺体。再行对侧腺体的大部切除术。这样,即使术后全切侧的结节有癌变,多数患者也无须再手术,此外,即使术后患者甲亢复发需要再手术,也无须对双侧进行手术,从而减少喉返神经损伤的概率。我们进行很多例该术式,效果很好。但对于显露喉返神经和保护甲状旁腺有困难的医师,完成该术式有一定的难度和风险。

3.双侧甲状腺全切除术

适用于一些难控制甲亢、易复发甲亢、结节很多而无法保留正常腺体的甲亢、复发性甲亢以及合并高度可疑癌结节的患者,这样的患者临床上并不少见。

切除腺体的多少应根据甲状腺大小、甲亢程度、术前 TRab 值以及甲亢的原因(如:是原发性甲亢还是继发性甲亢,后者可以适当多保留一些甲状腺)而定,通常需切除腺体的 80%～90%,每侧残留腺体以如成人拇指末节大小为恰当。术中要严密止血,对较大血管应分别采取双重结扎,以防滑脱出血。切口应置通畅引流 24～48 小时,以便及时引流出渗血。

【术后护理】

加强术后观察和护理,密切注意患者呼吸、体温、脉搏、血压的变化。少数患者术后心率较快、发热、烦躁,可继续服用复方碘化钾溶液,每日 3 次,每次 5 滴。一般服用 3～5 天即可,然后可以一次性停用。如术前合用普萘洛尔作术前准备,术后继服普萘洛尔 4～7 日。床旁放置气管切开包,以备万一患者窒息时及时行气管切开。术后常规给予 1～3 天的氢化可的松,一般是 150～200mg,静脉滴注。

三、甲状腺炎

甲状腺炎可分为急性、亚急性、慢性三种。急性甲状腺炎为细菌感染引起的急性间质炎或化脓性炎症,由于甲状腺对细菌感染抵抗力强,故很少见。亚急性及慢性甲状腺炎是独立的具有特征性病变的疾病。

1.亚急性甲状腺炎

亚急性甲状腺炎,又称肉芽肿性或巨细胞性甲状腺炎,一般认为病因是病毒感染,具有发热等病毒感染症状,曾分离出腮腺炎、麻疹、流感病毒,甲状腺出现疼痛性结节,病程为 6 周至半年,然后自愈。本病女性多于男性,多在 30 岁左右发病。本病初期,由于滤泡破坏甲状腺素释放增多,可出现甲状腺功能增高表现;晚期如果甲状腺有严重的破坏乃至纤维化,则出现甲低。有些患者待亚急性炎症消失后遗留纤维化和肉芽肿性结节,该结节无论是从超声乃至术中大体标本的表现上看均很难与甲状腺癌区分,故术中不能盲目自信以为是甲状腺癌而不等冰冻直接按癌手术。

2.慢性甲状腺炎

慢性淋巴细胞性甲状腺炎,亦称淋巴性甲状腺肿,或称桥本甲状腺炎(HD)。1912 年,日本九州大学桥本策医师首先在德国医学杂志上报道了 4 例本病,故名,为自身免疫病。患者甲状腺功能减退,甲状腺结构被大量淋巴细胞、巨噬细胞所取代,滤泡萎缩,结缔组织增生。其病因是由遗传素质与环境因素共同作用的结果,常在同一家族的几代人中发生,为多因素遗传。

大多数桥本病患者缺乏临床症状,好发生于中年妇女(90% 以上发生于女性)。典型的临床表现为甲状腺呈弥散性、无痛或轻度疼痛、轻度或中度的肿大,也可呈结节性肿大,少数可以明显肿大,超过Ⅲ度大,后者多见于老年女性。甲状腺质地韧如橡皮是本病特征之一。部分患者早期可以合并甲亢,称为桥本甲亢。随着甲状腺组织逐步被破坏,多数患者最终表现为甲状腺功能减退、全身乏力、有非指凹性水肿、腹胀、尿少、动作迟缓、对答反应慢、心率多在 60 次/分以下、声音嘶哑、皮肤粗厚、不育甚至抑郁。大部分患者常有咽、颈部不适,少数可出现心脏扩大、心包积液乃至冠心病表现。

(1)诊断:典型桥本病诊断并不困难。在实验室检查中,绝大多数患者血中甲状腺球蛋白抗体(TGA)及抗微粒体抗体(TMA、抗 TOP-抗体)滴定度明显升高,血沉增速。彩超提示为甲状腺肿大或不肿大、伴有或不伴有结节样改变,但均表现为甲状腺弥散性病变,后者也是慢性甲状腺炎的典型彩超特征。此外,核素扫描可以看到甲状腺吸碘呈峰谷相间的表现。

(2)鉴别诊断:因多数为不典型患者,以致临床上往往容易误诊:

1)误诊为原发性甲亢:部分桥本病患者发病初期因自身免疫使甲状腺激素释放增多而出现甲亢表现,若仅凭甲状腺肿大和临床甲亢表现而仓促手术,则不是最好的选择。

2)误诊为心脏病:少数桥本病患者甲状腺症状不典型,而由于甲减出现心包积液而致心悸、心悸、气短,心电图 T 波变化而易被误诊为心脏病。

3)误诊为结节性甲状腺肿大:近年来,儿童桥本病发病上升,这使"在儿童中极为罕见"的定论成为历史。相当多的儿童桥本病被长期诊断为结节性甲状腺肿,个别被误诊为甲亢。

4)误诊为更年期综合征:50 岁左右的妇女患病后,往往诉乏力、倦怠、烦躁、阵发性出汗、失眠、轻度水肿等,故易被误诊为更年期综合征。

(3)治疗原则:以内科替代治疗为主,一般不手术治疗,如出现以下情况可以考虑手术:

1)甲状腺肿大并有压迫症状,可行甲状腺部分切除术、甲状腺次全切除术或甲状腺全切术。

2)合并结节且临床上不能排除甲状腺癌,应手术探查。有研究报道,桥本病伴发结节的癌变率较高,高达 23%,因此,桥本病合并结节手术探查的指征可适当放宽。

3)桥本甲亢药物治疗无效或不适合药物治疗者。

3.纤维性甲状腺炎

又称 Riedel 甲状腺肿,甚少见,主要发生在中年妇女,病因不明。病变多从一侧开始,甲状腺甚硬,表面略呈结节状,与周围明显粘连,切面灰白。临床常有甲状腺功能低下。但患者常常没有甲状腺球蛋白抗体及抗微粒体抗体的升高,而且纤维性甲状腺炎常常伴有甲状腺球蛋白降低。治疗原则同桥本病。

四、甲状腺腺瘤

甲状腺腺瘤是甲状腺良性肿瘤,多见于青、中年妇女,出现功能亢进者不超过 1%。肿瘤绝大多数为单发,大小从直径数毫米到 6cm。肿瘤中心有时可见囊性变、纤维化或钙化。

从腺瘤有无分泌甲状腺素的功能分为以下两类:①无功能腺瘤。大多数腺瘤不分泌甲状腺素,不引起患者出现甲亢表现。②高功能腺瘤。临床少见,该腺瘤分泌甲状腺素,引起临床甲亢,鉴别有无功能的最好方法是甲状腺扫描。

【治疗原则】

典型的甲状腺腺瘤需要尽早手术切除。因为一般来讲、甲状腺腺瘤只会越长越大,而且文献报道有 10%的甲状腺腺瘤会发生癌变。如果是高功能腺瘤,则首选手术切除,手术只需将高功能腺瘤切除即可,无须行甲状腺大部切除术。

五、甲状腺癌

甲状腺癌是目前发病率上升最快的恶性肿瘤。主要有以下 4 种类型:

1.乳头状腺癌

占甲状腺癌的 85％以上,青、中年女性多见,生长较慢,肉眼发现时多为 1~2cm 的肿块,无包膜,少数有不完整的包膜,以后逐渐向周围浸润。切面灰色或灰棕色,质地较硬。此癌恶性程度低,术后 10 年存活率 95％左右。除了经典型乳头状癌以外,乳头状癌还有以下几个亚型:滤泡型乳头状癌、弥散硬化型乳头状癌、高细胞型乳头状癌和柱状细胞型乳头状癌等。其中,滤泡型乳头状癌的预后和治疗方法与经典型类似,而后几种亚型预后较差。

2.滤泡性腺癌

占甲状腺癌的 5％~10％,多见于 50 岁以上女性。早期即可出现血行转移,常转移到肺、颈椎、腰椎和其他骨骼。肉眼观,肿瘤灰红色或灰白色,有的为结节状,质地较乳头状癌软,可以有完整包膜,但滤泡癌的周围常常具有丰富的血管分布,这是与腺瘤最明显的区别。少数情况下本癌主要由嗜酸性细胞构成,故亦称嗜酸性细胞癌(Hurthle 细胞癌),Hurthle 细胞癌的恶性度比普通的滤泡癌要高,而且其转移灶的吸碘率较差。临床上,不少滤泡癌患者是首先因为骨转移而行骨科手术治疗时才发现。由于细胞形态比乳头状癌更接近正常,所以滤泡状癌术中冰冻不容易得到明确诊断。根据癌细胞浸润周围血管的程度,滤泡状癌分为两个亚型:微小浸润型和弥散浸润型,后者恶性度高,容易血行转移,因此,滤泡状癌的诊断需进一步明确其是微小浸润型还是弥散浸润型,便于后续治疗和观察。

3.髓样癌

是从滤泡旁细胞(亦称 C 细胞)发生的癌,占甲状腺癌的 5％,有的具有家族性,发病年龄在 30 岁左右,散发病例年龄多在 50 岁以上。恶性程度不一,平均存活 6.6 年。90％肿瘤分泌降钙素,有的还同时分泌 CEA、生长抑素、前列腺素及其他多种激素和物质,故血中该激素水平增高。少数患者有腹泻等内分泌异常表现。有些表现为典型的多发性内分泌腺瘤,即多发性内分泌肿瘤Ⅱ型(MENⅡ)。MENⅡ有两个亚型,MENⅡA 型表现为嗜铬细胞瘤、甲状腺髓样癌和甲状旁腺瘤;MENⅡB 型表现为嗜铬细胞瘤、甲状腺髓样癌和黏膜神经瘤。MENⅡA 型比 MENⅡB 型多见,后者罕见,北京协和医院自建院至今仅 4 例。

4.未分化癌

占甲状腺癌的 1％~2％,恶性度高,生长快,早期即可向周围组织浸润并发生转移。患者多在 50 岁以上,男性稍多见,早期即出现声音嘶哑和局部压迫症状,常表现为一侧甲状腺进行性增大。增大的肿瘤或甲状腺质地很硬,粘连固定,因此多数患者在确诊后即没有手术机会,常常在确诊后半年内死亡。肉眼观,切面灰白色,常有出血、坏死。

【治疗原则】

1.乳头状癌和滤泡状癌的治疗原则

(1)甲状腺切除的范围

1)术式一:甲状腺全切术,即把双侧甲状腺全部切除。其指征是:癌瘤>1.5cm,或多个,或侵犯出甲状腺,或有淋巴结转移,或年龄<15 岁或>45 岁,或有远处转移,或分化差。

2）术式二：甲状腺患侧全切＋对侧近全切术，即将患侧全部切除、峡部切除，仅在健侧上极（为了保护健侧喉上神经和上旁腺）或健侧喉返神经入喉处（为了更好地保护健侧喉返神经）留少许腺体（一般小于 1g），其指征是：癌瘤＜1cm，且单个，且未侵犯出甲状腺，且无淋巴结转移，且年龄：15～45 岁，且无远处转移，且分化好（即不是弥散硬化型或高细胞等亚型）。

3）术式三：甲状腺患侧全切＋峡部切除术，即将患侧和峡部全切，但健侧基本不动，其指征是：癌瘤＜0.5cm，且单个，且未浸出甲状腺，且无淋巴转移，且年龄：15～45 岁，无远处转移，且分化好。

注：#虽然乳头状癌和滤泡状癌治疗的大体原则类似，但是由于血行转移更多见，滤泡状癌更强调全切甲状腺，而不强调颈部淋巴结的清扫。

＊这是甲状腺切除可以接受的最小范围。

（2）乳头状癌淋巴结的清扫范围＊：首先，甲状腺颈淋巴结分为中央区和侧方区，中央区主要是气管前、气管旁和喉返神经周围（也称为第Ⅵ组，其又分为左右两个亚组），侧方区包括颈内静脉下段后方/周围（第Ⅳ组）、颈内静脉中段后方/周围（第Ⅲ组）、颈内静脉上段后方/周围（第Ⅱ组）和颈后三角/副神经区（第Ⅴ组）。第Ⅰ组是颏下区，甲状腺癌的淋巴结极少转移到此区。对于早期和中期的甲状腺癌，可以采用"选择性/区域性颈清扫术"（SND），即清扫以上 6 个组中的任何一组及以上的淋巴结清扫术，用括号将清扫的组号标记出来，比如清扫第Ⅵ组就可以写成"SND（Ⅵ）"。其次，根据乳头状癌淋巴结转移的规律，清扫时需要遵循以下几个原则：

1）乳头状癌的淋巴结常常是单侧转移。

2）中央区淋巴结清扫先于侧方区。

3）中央区淋巴结清扫的指征：①大于 1cm 的甲状腺癌需要将患侧中央组清扫。一般不清扫健侧中央组，以免甲状旁腺损伤；小于 1cm 的甲状腺癌，如果肿瘤完全包裹于甲状腺内，术中中央区没有明显肿大的淋巴结则可以不清扫。②有甲状腺全切指征者同时具有清扫患侧中央组的指征。中央组的清扫根据有无临床高度可疑阳性（即病情的早晚）的淋巴结分为预防性和治疗性清扫，最好在手术记录中予以说明。

4）侧方区清扫的指征：如果中央组明显有转移，或者肿瘤明显侵犯出甲状腺外，或者肿瘤大于 3cm，或者术前有超声明确提示侧方有转移者，需要同时清扫侧方组淋巴结。由于侧方淋巴结转移的先后次序依次是（多数如此，但不全是）：Ⅳ、Ⅲ、Ⅱ/Ⅴ，所以清扫的重点是Ⅳ组和Ⅲ组。

5）80％的乳头状癌的淋巴结转移多位于"第Ⅵ组＋第Ⅳ组＋第Ⅲ组"的范围内，换言之，大多数乳头状癌的淋巴结清扫无须清扫第Ⅱ组和第Ⅴ组。

注：＊滤泡状癌淋巴结的清扫可以类似乳头状癌，但其清扫的必要性和范围要低于乳头状癌。

（3）甲状腺乳头状滤泡状癌术后处理

1）关于术后补充甲状腺素的问题：出院后每天口服 50μg 优甲乐（早餐前 20～30 分钟口服），一周后改为每天 100μg（男性或体格较大者为 125μg），口服 100μg（或 125μg）2～3 周后复查甲功（T_3，T_4，TSH）和甲状腺球蛋白（Tg）。根据甲功来调节优甲乐的用量。调整药量后一个月后再次复查甲功(T_3,T_4,TSH)和甲状腺球蛋白。再根据甲功的情况调整药量。再次调整药量后一个月再复查甲功(T_3,T_4,TSH)。如此 2～3 次即可将药量调整好。以后就每 6 个月复查即可。

2)关于术后嘴麻、手麻等表现:可以术后口服钙片(钙尔奇 D 或者凯思立 D),如果手麻较明显,可以开始时每次 2 片,一天 3 次。数天后手麻会减轻,就可以每次 1 片,一天 3 次。然后根据手麻减轻的情况逐渐减少钙片的用量即可。

3)关于术后喝水呛咳及饮食等:部分患者术后喝水呛咳,一般在术后几天至 2、3 周内都能恢复。在此期间可以吃半流食,吃半流食时呛咳症状就会好些。

4)术后患者的饮食和正常人完全一样。不用特别忌含碘食物,正常进食就行。一般 1 个月左右后即可恢复工作。

5)关于术后放疗或化疗:术后不需要化疗。术后少数患者需要放疗(^{131}I 放疗或者外放疗)。

2.甲状腺髓样癌的治疗原则

甲状腺髓样癌无论肿瘤大小和个数,均应行"甲状腺全切＋中央组淋巴结清扫术"。如果临床和超声提示有侧方淋巴结清扫,则需要加行侧方淋巴结清扫术。术后不用^{131}I 放疗。

3.甲状腺未分化癌的治疗原则

甲状腺未分化癌发现时常已是不能手术切除,因此,手术的价值主要在于获得病理诊断。

第三节　乳房疾病

一、急性乳腺炎

急性乳腺炎是乳腺的急性化脓性感染,最常见于哺乳期妇女,尤其是初产妇。哺乳期的任何时间均可发生,而哺乳的开始最为常见。

(一)病因

1.乳汁的淤积

乳汁淤积有利于入侵细菌的生长繁殖。乳汁淤积的原因有:①乳头过小或内陷妨碍哺乳,孕妇产前未能及时矫正乳头内陷,婴儿吸乳时困难,甚至不能哺乳;②乳汁过多,排空不完全,产妇不了解乳汁的分泌情况,多余乳汁不能及时排出而保留在乳房内;③乳管不通,造成乳管不通的原因很多,常见的有乳管本身的炎症、肿瘤及外在压迫,这些均影响了正常哺乳。

2.细菌的侵入

乳头内陷时婴儿吸乳困难,易造成乳头周围的破损,这是细菌沿淋巴管入侵造成感染的主要途径。另外,没有良好的哺乳习惯,婴儿经常含乳头而睡,也可使婴儿口腔的炎症直接侵入蔓延至乳管,继而扩散至乳腺间质引起化脓性感染。其致病菌以金黄色葡萄球菌为常见。

(二)临床表现

1.急性单纯性乳腺炎

初期主要是乳房的胀痛、皮温高、压痛、乳房某一部位出现边界不清的硬结。

2.急性化脓性乳腺炎

局部皮肤红、肿、热、痛,出现较明显的硬结,触痛明显加重,同时患者出现寒战、高热、头痛、无力、脉快等全身症状。另外腋下可出现肿大、有触痛的淋巴结。化验室检查发现白细胞计数明显升高。感染严重者可并发败血症。

3.脓肿形成

由于治疗措施不得力和病情的进一步加重,局部组织发生坏死、液化,大小不等的感染灶相互融合形成脓肿。脓肿可为单房性也可为多房性,浅表的脓肿易被发现,而较深的脓肿波动感不明显,不易发现。如果乳腺炎患者全身症状明显,局部及全身药物治疗效果不明显时,要注意进行疼痛部位的穿刺,待抽出脓液或涂片发现脓细胞来明确脓肿的诊断。

(三)诊断和鉴别诊断

急性乳腺炎根据病史和查体均能做出正确的诊断,凡在哺乳的年轻妇女出现乳房局部的胀痛,甚至出现寒战、高热、白细胞计数增多的情况时,急性乳腺炎的诊断应是较容易的。但在以上症状不典型时,要特别注意与炎性乳腺癌相鉴别,炎性乳腺癌临床虽不多见,但也多发生在年轻妇女,尤其在妊娠或哺乳期。这种乳腺癌发展迅速,可在短期内侵及整个乳房,患乳淋巴管内充满癌细胞,皮肤充血、发红,犹如急性炎症,整个乳房变大变硬,而无明显的局限性肿块,但炎性乳腺癌无发热、白细胞计数增多的情况,疼痛不明显。

(四)治疗

1.非手术治疗

(1)炎症的初期婴儿可以继续哺乳,但喂奶前后应清洗乳头、婴儿的口腔及乳头周围,这样可起到疏通乳管、防止乳汁淤积的作用。如有乳头皲裂或破坏时可暂时停止患乳哺乳,应用吸乳器排空乳汁,创面经清洗后涂用消炎膏类药物以促进愈合。

(2)局部冷、热敷:炎症初级阶段,可用25%硫酸镁冷敷以减轻水肿,乳内有炎性肿块时改为热敷,每次20~30分钟,每日3~4次。另外也可用中药外敷以促进炎症的吸收,有条件时可进行理疗。

(3)抗生素治疗:首选青霉素治疗,用量可根据症状而定,每次80万U肌内注射,每日2~3次。也可用800万U静脉滴入。中医中药治疗乳腺炎也有良好疗效。

(4)局部用含有青霉素100万U的等渗盐水20ml封闭治疗。

2.手术治疗

脓肿形成后任何良好的抗生素都不能代替切开引流,引流的方法有多种,但目的都是将脓液排出,使炎症早日消散。

(1)激光打孔:根据单房性、多房性脓肿在波动感最明显的部位打孔并吸出脓液,然后将抗生素推入脓腔。此方法创伤小,患者容易接受,同时也免受每日换药之痛苦。

(2)脓肿切开引流:乳腺脓肿需切开引流时,原则上应停止哺乳。患者可口服回奶的中、西药物以避免发生奶痿而使伤口长期不愈合。切开引流的注意事项:①时间掌握准确,浅表的脓肿有波动感,较深的脓肿波动感不明显,要在压痛最明显的部位穿刺涂片,发现脓细胞时就应切开引流。②切口选择要正确,乳房上方的脓肿应在乳晕以外做放射状切口,而乳晕下方脓肿因较浅表可以做弧形切口。③引流要通畅,脓肿切开后患者的症状、体征均应明显减轻,如切开后体温仍较高、疼痛无明显缓解者应考虑引流不通畅的问题。脓肿切开时应以手指探入脓腔,轻轻将腔内坏死物清除,同时分开多房脓肿之间的纤维隔,以防残留无效腔。如脓腔很大或脓腔呈哑铃状,一个切口引流不畅时可行对口引流。④换药要及时,脓肿切开引流后要及时换药,每次换药可用氯霉素、庆大霉素或1‰苯扎溴铵等药物冲洗,以抑制细菌的生长。

(五)预防

除增加孕妇的抵抗力外,主要是防止乳汁淤积,同时要预防和治疗婴儿口腔炎症,防止乳头破损。要养成良好的喂奶习惯,不让婴儿含乳头睡觉,注意哺乳前后清洗乳头,并积极治疗已发生的皲裂。

二、浆细胞性乳腺炎

浆细胞性乳腺炎(PCM)又称为乳腺导管扩张症(MDE),是一种好发于非哺乳期、以导管扩张和浆细胞浸润病变为基础的慢性、非细菌性乳腺炎症。据国内外报道,其发病率占乳腺良性疾病的1.14%~5.36%。其病因不明,临床表现复杂多变,极易与乳腺癌相混淆,因此误诊率可高达56.9%~73.1%。随着先进医疗器械在临床诊断中的应用和对该病广泛深入的研究,人们已有了新的认识,现就浆细胞性乳腺炎的命名与定义、病因与病理、临床表现与分期、诊断与辅助诊断及其治疗问题分别进行介绍。

(一)病因与病理

截至目前,浆细胞性乳腺炎的病因不明。大多数患者发病并无明显诱因,故认为是一种自身免疫性疾病,推测原因有:哺乳障碍、乳房外伤、炎症、内分泌失调及乳房退行性变是引起乳腺导管引流不畅、阻塞、分泌物淤滞等症的重要原因,由此可以导致管腔内中性脂肪刺激管壁,纤维组织增生,进而破坏管壁进入间质引起剧烈的炎症反应;异常激素刺激可使导管上皮产生异常分泌、导管明显扩张,是该病发生的主要因素。单纯的阻塞不会引起导管扩张,但导管排泄不畅可以使本病由溢液期发展到肿块期。有学者从乳头溢液、乳晕部肿块穿刺或乳晕部瘘管中均分离和培养出厌氧菌,认为该病是厌氧菌在乳管内滋生引起的化脓性炎症。综合文献我们认为,乳腺导管阻塞和激素的异常刺激是该病发生的病理基础,而早已存留于导管内的细菌滋生是继发感染、加重病情发展的重要因素。

浆细胞性乳腺炎的病变早期病理表现为导管上皮不规则增生,导管扩张,管腔扩大,管腔内有大量含脂质的分泌物聚集,导管周围组织纤维化,并有淋巴细胞浸润。后期病变可见导管壁增厚,纤维化,导管周围出现小灶性脂肪坏死,周围可见大量组织细胞、中性粒细胞、淋巴细胞和浆细胞浸润,尤以浆细胞显著,故称为浆细胞性乳腺炎。

(二)临床表现与分期

浆细胞性乳腺炎多发生于30~40岁的非哺乳期妇女,常以乳房肿块、乳头溢液为首次就诊症状,且多数为唯一体征。肿块多位于乳晕深部,急性期较大,亚急性期及慢性期缩小成硬结。乳头溢液多为淡黄色浆液性或混浊的黄色黏液,血性溢液少见。可有同侧腋窝淋巴结肿大,但质软、压痛明显;其炎症反应也可以导致乳头回缩和乳晕区皮肤橘皮样变。也可以出现肿块软化而成脓肿,破溃后久治不愈者形成通向乳管的瘘管或形成窦道。

根据病程,浆细胞性乳腺炎可分为三期:①急性期:约两周,乳房肿块伴有疼痛、肿胀、皮肤发红等急性乳腺炎的表现,但全身反应轻,无明显发热;②亚急性期:约3周,炎样症状消失,出现乳房肿块,并与皮肤粘连;③慢性期:经过反复发作后,乳房肿块可缩小成硬结状,出现 1 个或数个边界不清的硬结,初期可能只有 1cm 大小,数月或数年后可达 3～5cm 以上。此肿块多数位于乳晕范围内,质地坚实,与周围组织有一定固着性,并与乳腺局部的皮肤粘连,呈橘皮样改变。也可见乳头回缩或乳头朝向发生改变,重者可使乳房变形。有的可触及腋下肿大淋巴结。以上表现临床上易和乳腺癌相混淆。少数患者乳晕处或附近皮下起小脓肿,切开或破溃后不易愈合,可形成瘘管和窦道,长达数年。

(三)诊断和辅助诊断

浆细胞性乳腺炎临床表现多样,与急性乳腺炎、乳房结核、乳管内乳头状瘤、特别是乳腺癌鉴别困难,极易误诊。因此,具有以下临床特点要考虑为浆细胞性乳腺炎:30～40 岁经产、非哺乳期妇女;乳晕深部肿块、生长缓慢、反复发作。

急性期易出现局部皮肤红肿热痛、腋窝淋巴结肿大、疼痛,抗生素治疗效果不佳;乳头溢液以多孔、透明或混浊黄色浆液性为主,少见血性,有时伴有乳头凹陷、畸形。有的患者乳晕区皮肤可见瘘口或窦道。

辅助检查有助于本病的诊断:①X 线钼靶摄片显示,病变大多位于乳晕及中央区,其肿块密度增高影内夹杂条索状透亮影,严重者可呈蜂窝状、囊状透亮影,边缘光滑,考虑为扩张的导管腔内含有脂肪物质所致,有时可见根部和尖部一样粗的周围假"毛刺征",以及粗颗粒圆形钙化。有别于癌性肿块周围的毛刺征和沙粒样钙化;②B 超检查,病灶位于乳晕后或乳晕周围,肿块内部呈不均匀低回声、无包膜、无恶性特征,导管呈囊状,尤其是串珠样扩张;③多层螺旋CT,早期炎性肿块表现为乳晕区皮肤增厚、主乳管区软组织影增宽,后期病变周围有类圆形小结节且结节间有桥样连接,为浆细胞性乳腺炎特有征象;④纤维乳管内镜检查显示为导管扩张、管腔内炎性渗液及絮状沉淀物;⑤病理学诊断,针吸细胞学检查可见坏死物和较多的浆细胞、淋巴细胞及细胞残骸。术中快速冰冻切片病理检查是诊断该病、鉴别乳腺癌的可靠依据。

(四)治疗

浆细胞性乳腺炎很少能够愈合,缺乏特效药物可以治疗。目前,还是以外科手术为主,手术切除病灶是目前治疗该病最有效、彻底的方法。急性炎症肿块,有时可以合并细菌性感染,宜先行抗感染治疗及局部理疗,有利于急性炎症的控制,但不能痊愈,待肿块缩小或皮肤肿胀消退后行手术治疗。如果疾病早期,乳腺内还没有形成肿块,仅表现乳晕下导管扩张、管壁增厚,临床上乳头后能触及条索状增粗的乳管,有时合并乳头溢液,只需把病变导管由乳头根部切断,连同部分乳腺组织作锥形切除。乳腺内有肿块形成,经病理检查确诊后,将肿块连同周围部分乳腺组织局部切除。当乳晕周围出现浅表的小脓肿时,切开(或自行溃破)后不易闭合或不断有新的小脓肿形成,可形成窦道或瘘管,应行窦道和病变组织全部切除。当乳腺内肿物较大,并与皮肤粘连或有多处窦道形成,经久不愈,可行乳腺单纯切除术。

三、多乳头和(或)多乳房畸形

胚胎发育过程中,自腋窝至腹股沟连线(即乳线)上形成 6～8 对乳头状局部增厚,即为乳房的始基。正常情况下,仅胸前一对发育成为乳房,其余均于出生前退化,如不退化或退化不全即形成多乳头或多乳房,亦称副乳。

【诊断标准】

1.临床表现

(1)多乳头和(或)乳房可发生在乳线的任何部位,通常位于正常乳房外上方近腋窝处或正常乳房与脐之间,偶尔在腹部或腹股沟部。

(2)多为对称性的 1 对,也可单发或 1 对以上,较正常乳房小,常无副乳头及乳晕,或仅见副乳头。

(3)在月经期,妊娠或哺乳期可发生肿胀、疼痛,甚至分泌乳汁。

(4)部分患者影像学检查可能提示存在腺体样结构。和正常乳房一样,副乳亦可发生良恶性肿瘤。

2.诊断依据

(1)主要根据典型体征做出诊断。

(2)对于合并肿块者可行超声等检查进一步鉴别。

【治疗原则】

(1)对无症状、对外形无影响者,不需治疗。

(2)对肿痛明显、影响活动、较大影响美观或合并肿物者可以手术切除。

四、男性乳腺发育

男性乳腺发育也称男性乳腺增生症,表现为一侧或双侧乳腺呈女性样发育,严重者影响外观如成年女性的乳房,但对全身没有影响。研究表明男性乳腺发育多与体内雌激素和雄激素的不平衡有关,在青春期和老年人当中均有可能出现雌激素水平绝对或相对的升高,从而导致腺体发育增生。另外,一些引起激素分泌失调的内分泌疾病及药物也有可能导致男性乳腺发育。

【诊断标准】

1.临床表现

(1)青春期和老年人多见。

(2)临床上多表现为一侧或双侧乳腺肥大,部分乳晕区可触及盘状肿块,有或无触痛。

(3)对于触及明确肿块者可行超声检查,常可发现腺体样回声。

2.诊断依据

(1)结合病史及典型表现即可做出诊断。

(2)部分患者可能有甲状腺功能低下、肝硬化、性腺发育异常等病史,另有一部分患者有药物服用史。

(3)对于肿块明显者需结合超声、钼靶等影像学检查,排除乳腺肿瘤。

【治疗原则】

多数男性乳腺发育无须治疗,对于影响外观、伴有乳头溢液或肿瘤者应手术切除。一般可行保留乳头的皮下腺体切除,病理提示伴发乳腺癌的应按恶性肿瘤原则处理。

五、乳腺纤维腺瘤

乳腺纤维腺瘤常见于青年妇女。早在 19 世纪中叶,国外学者即对本病进行了阐述及命名。在对本病的认识过程中,曾被称为乳腺纤维腺瘤、腺纤维瘤、腺瘤等。实际上这仅仅是由构成肿瘤的纤维成分和腺上皮增生程度的不同所致,当肿瘤构成以腺管上皮增生为主,而纤维成分较少时则称为纤维腺瘤;如果纤维组织在肿瘤中占多数,腺管成分较少时,则称为腺纤维瘤;肿瘤组织由大量腺管成分组成时,则称为腺瘤。但上述 3 种情况只是具有病理形态学方面的差异,而 3 种肿瘤的临床表现、治疗及预后并无差别,所以准确分类并无必要。

(一)临床表现

乳腺纤维腺瘤可发生于任何年龄的妇女,多见于 20 岁左右。多为无意中发现,往往是在洗澡时自己触及乳房内有无痛性肿块,亦可为多发性肿块,或在双侧乳腺内同时或先后生长,但以单发者多见。肿瘤一般生长缓慢,怀孕期及哺乳期生长较快。

查体:本病好发于乳腺外上象限,一般乳腺上方较下方多见,外侧较内侧多见。肿瘤多为单侧乳房单发性肿物,但单乳或双乳多发肿物并不少见,有时,乳腺内布满大小不等的肿瘤,临床上称之为乳腺纤维腺瘤病。肿瘤直径一般在 1~3cm,亦可超过 10cm,甚或占据全乳,临床上称之为巨纤维腺瘤,青春期女性多见。肿瘤外形多为圆形或椭圆形、质地韧实、边界清楚、表面光滑、活动,触诊有滑动感,无触压痛,肿瘤表面皮肤无改变,腋窝淋巴结不大。对该肿瘤的详细触诊,是对该病诊断的重要手段,仔细触诊,虽肿瘤光滑,但部分肿瘤有角状突起或分叶状。

有学者将本病临床上分为三型:

1.普通型

最常见,肿瘤直径在 3cm 以内,生长缓慢。

2.青春型

少见,月经初潮前发生,肿瘤生长速度较快,瘤体较大,可致皮肤紧张变薄,皮肤静脉怒张。

3.巨纤维腺瘤

亦称分叶型纤维腺瘤。多发生于 15~18 岁青春期及 40 岁以上绝经前妇女,瘤体常超过5cm,甚至可达 20cm。扪查肿瘤呈分叶状改变。

以上临床分型对本病的治疗及预后无指导意义。

(二)诊断

乳腺纤维腺瘤的诊断一般较为容易,根据年轻女性、肿瘤生长缓慢及触诊特点,如肿瘤表面光滑、质韧实、边界清楚、活动等,常可明确诊断。

对于诊断较困难的病例,可借助乳腺的特殊检查仪器、针吸细胞学检查甚至切除活检等手段,以明确诊断。

1.乳腺钼靶片

乳腺纤维腺瘤表现为圆形、椭圆形、分叶状,密度略高于周围乳腺组织且均匀的块影,肿瘤边界光滑整齐,有时在肿瘤周围可见一薄层透亮晕,病程长者可有片状或弧形钙化,但无沙粒样钙化。瘤体大小与临床触诊大小相似。乳腺钼靶拍片不宜用于青年女性,因为此阶段乳腺组织致密,影响病变的分辨,且腺体组织对放射线敏感,过量接受放射线会造成癌变。

2.B 超

B 超是适合年轻女性的无创性检查,且可以重复操作。肿瘤为圆形或卵圆形,实质性,边界清楚,内部为均质的弱光点,后壁线完整,有侧方声影,后方回声增强。B 超可以发现乳腺内多发肿瘤。

3.液晶热图

肿瘤为低温图像或正常热图像,皮肤血管无异常。

4.红外线透照

肿瘤与周围正常乳腺组织透光度基本一致,瘤体较大者边界清晰,周围没有血管改变的暗影。

5.针吸细胞学检查

乳腺纤维腺瘤针吸细胞学检查的特点是可以发现裸核细胞或有黏液,诊断符合率可达90%以上。

6.切除活检

切除活检既是一种诊断手段,又是一种治疗手段。但对于有以下情况者不宜盲目行切除活检,宜收入病房,并在快速冰冻病理监测下行肿瘤切除活检。①患者年龄较大,或同侧腋下有肿大淋巴结;②乳腺特殊检查疑有恶性可能者;③有乳腺癌家族史者;④针吸细胞学有异形细胞或有可疑癌细胞者。

(三)治疗

乳腺纤维腺瘤的治疗原则是手术切除。

1.关于手术时机

(1)对于诊断明确且年龄<25岁的患者,可行延期手术治疗。因为该病一般生长缓慢、极少癌变。

(2)对于已婚,但尚未受孕者,宜在计划怀孕前手术切除。妊娠后发现肿瘤者,宜在妊娠3~6个月行手术切除,因妊娠和哺乳可使肿瘤生长加速,甚至发生恶变。

(3)对于年龄超过35岁者,均应及时手术治疗。

(4)如肿瘤短期内突然生长加快,应立即行手术治疗。

2.手术注意事项

因本病患者多为年轻女性,手术应注意美观性。放射状切口对乳腺管损伤较小,对以后需哺乳者较为适宜;环状切口瘢痕较小,更美观。乳晕附近的肿瘤可采取沿乳晕边缘的弧形切口;乳腺下部近边缘的肿瘤,可沿乳房下缘作弧形切口,瘢痕更隐蔽。临床触摸不到的纤维腺瘤可以B超定位下手术治疗。

近年来,出于美学的要求,开展了麦默通微创手术治疗乳腺纤维腺瘤。麦默通微创旋切装置需在B超或钼靶X线引导下进行,切口一般选择在乳腺边缘,0.3~0.5cm,术后基本不留瘢痕,且一个切口可以对多个肿瘤进行切除。但肿瘤最大直径应小于2.5~3.0cm,术后加压包扎。该方法价格较为昂贵。

手术切除的肿瘤标本一定要送病理组织学检查,以明确诊断。

六、乳腺导管内(或囊内)乳头状瘤

导管内乳头状瘤又称大导管乳头状瘤、囊内乳头状瘤等,是发生于乳头及乳晕区大导管的良性乳头状瘤。肿瘤由多个细小分支的乳头状新生物构成,常为孤立、单发,少数亦可累及几个大导管。

本病多见于经产妇女,以40～45岁居多。其确切发病率很难统计,但发病率较低,从临床上看,导管内乳头状瘤较乳腺纤维腺瘤,甚至较乳腺癌亦明显少见。本病病程长,少数可以发生癌变。

乳腺导管内乳头状瘤与乳腺纤维腺瘤、乳腺囊性增生的发病原因相同,多数学者认为主要与雌激素水平增高或相对增高有关。

(一)临床表现

1.症状

导管内乳头状瘤多以乳头溢液就诊,多数是在内衣上发现血迹或黄褐色污迹。无疼痛及其他不适,挤压乳腺时乳头溢液。少数以乳房肿块就诊,而以肿块就诊者,病变多在中小乳管。发生于大导管的乳头状瘤溢液发生率70%～85%,Stout报道的乳头状瘤,溢液发生率仅为10%～25%。乳头溢液的性质一半左右为血性,其次为浆液性溢液,约占30%。

2.查体

本病的特点是挤压肿瘤所在区域,乳头出现血性或其他性质的溢液。大导管内乳头状瘤能在乳晕区触及肿块者占1/3左右,肿块呈圆形、质韧、表面光滑、边界清楚。如继发感染,则肿瘤有压痛,也可与皮肤粘连。

发生于中小乳管的乳头状瘤,肿瘤多在周边区,瘤体较大,可能由于乳管被阻塞、液体潴留所致。肿瘤亦可与皮肤粘连。

(二)诊断

对于有乳头溢液,特别是血性溢液的患者,如能在乳晕附近扪及1cm以下的圆形肿物,则95%的患者可诊断为乳腺导管内乳头状瘤。对于只有溢液而不能触及肿块的患者,则应采取一些辅助检查,以明确诊断。

1.选择性乳导管造影

对乳头溢液而言,选择溢液乳导管进行造影,是一项既能明确诊断又安全可靠的方法。

(1)方法:常规患侧乳头及周围皮肤消毒,找准溢液乳导管开口,用钝头细针轻轻插入病变乳导管,避免用力插入,以免刺破乳导管,一般进针1～2cm后,注入碘油或76%复方泛影葡胺,然后拍钼靶片。注意注药时不要推入空气。

(2)正常乳导管造影表现:乳导管自乳头向内逐渐分支、变细,呈树枝状。自乳管开口处可分为:

1)一级乳管:宽0.5～2.3mm,长1～3cm。

2)二级乳管:宽0.5～2.0mm。

3)三级乳管:宽0.2～1.0mm。

正常乳腺导管壁光滑、均匀、分支走向自然。如注射压力过高,造影剂进入腺泡内,形成斑点状阴影。哺乳期乳管略粗。

(3)乳腺导管内乳头状瘤的表现:肿瘤多位于主导管及二级分支导管,表现为单发或多发的圆形或椭圆形充盈缺损。可有远端乳导管扩张,或出现导管梗阻,梗阻处呈弧形杯口状,管壁光滑、完整,无浸润现象。中小乳管内乳头状瘤主要表现为乳管梗阻现象。较大的乳腺导管内乳头状瘤可见病变导管扩张,呈囊状,管壁光滑完整,其间可见分叶状充盈缺损。

2.脱落细胞学或针吸细胞学检查

将乳头溢液涂片进行细胞学检查,如能找到瘤细胞,则可明确诊断,但阳性率较低。对于可触及肿物的病例,采用针吸细胞学检查,可与乳腺癌进行鉴别诊断。

3.乳导管镜检查

乳管镜是近几年发展起来的一种特殊检查,通过此方法可以明确诊断。找到溢液乳导管,先注入表面麻醉药,用扩张器扩张乳导管,放入乳导管镜对一、二、三级导管进行检查。导管内乳头状瘤呈粉红色或鲜红色突出于导管壁或堵塞乳导管。

4.乳腺钼靶片对鉴别诊断有一定参考价值。

(三)鉴别诊断

因乳管内乳头状瘤的主要症状为乳头溢液,故凡可引起乳头溢液的乳腺疾病均应进行鉴别诊断。

1.乳腺癌

乳腺导管内乳头状癌、导管癌等可引起乳头溢液。

(1)乳管造影表现

1)乳管本身受到癌浸润、梗阻、破坏引起的征象包括:患病乳导管不规则浸润、僵硬、狭窄及中断,截断面呈"鼠尾状"。

2)因癌侵犯、收缩、压迫等引起的征象有:树枝状结构受压或受牵引移位,导管分支减少或结构紊乱,有时因肿瘤浸润而致多个相邻分支突然中断。

(2)乳管镜检查发现乳导管僵硬、结节状改变。

(3)脱落细胞学或针吸细胞学可发现异型细胞,可疑癌细胞甚或癌细胞。

(4)钼靶拍片有时可见砂粒状钙化。

2.乳腺囊性增生

本病溢液多为浆液性或黄绿色,且多为双乳头多乳导管溢液,临床上本病呈周期性疼痛,月经前疼痛明显,乳腺可扪及结节状肿物,质韧且压痛。

乳导管造影无充盈缺损之表现。硬化型腺病表现为乳管及其分支变细,呈细线状;囊肿型表现为与导管相连的较大囊性扩张;小导管及腺泡囊性增生型表现为终末导管、腺泡呈较均匀的小囊状或串珠状扩张。

3.乳导管扩张

临床上有乳头溢液,但多为淡黄色液体,偶有溢血。乳管造影示:乳晕下大导管显著扩张、迂曲,严重者呈囊性,无充盈缺损。

4.乳管炎

溢液为混浊、脓性,乳管镜发现乳导管充血、水肿、有分泌物。

(四)治疗

乳腺导管内乳头状瘤能明确诊断者均应手术治疗。40岁以下者以区段切除为主,年龄超过40岁或多个乳管溢液者,可行保留乳头的乳腺单纯切除术(皮下乳房切除术)。术后标本均应送病理检查,如有癌变,可追加放疗或化疗。

手术注意事项:术前两天不要挤压乳房,以免积液排净,术中找不到溢液乳管;术中用钝针插入溢液导管作为引导或注入亚甲蓝,将整个蓝染的乳腺小叶及相关乳导管一并切除。如疑有恶变,术中应行冰冻病理检查。

对于乳头溢液的治疗,当除外生理性、内科疾病及药物等因素所致者外,原则上亦应行手术治疗,特别是年龄在 40 岁以上者,更应行手术治疗。

七、乳腺癌

乳腺癌是女性最常见的恶性肿瘤,欧美国家发病率在 100/10 万左右,而我国是相对低发地区,发病率在(30～40)/10 万,但呈逐年上升趋势,尤其在北京、上海等大城市,其发病率亦达 70/10 万。乳腺癌的发病机制至今尚未明确,流行病学研究提示月经初潮早、绝经晚、生育晚、未生育人群发病率更高,提示雌激素暴露时间和强度在乳腺癌发生中可能起一定作用。遗传和家族因素是乳腺癌的危险因素之一,目前认为 BRCA1/2、P53、PTEN 等抑癌基因参与遗传性乳腺癌的发生。另外,放射性损害与乳腺癌发生有一定关系。

【诊断标准】

1.临床表现

(1)好发于中老年女性,其临床表现多样,可能表现为肿块、乳头溢液,亦可完全没有主观症状。

(2)无痛性肿块为乳腺癌常见的表现,多为单发,好发于外上象限,典型者质硬,边界不清,活动度差。

(3)肿瘤侵犯导致皮肤淋巴管堵塞而引起局部皮肤红肿,使皮肤呈橘皮样,形成典型的"橘皮征",若红肿面积超过乳房面积 1/3 则称之为"炎性乳癌"。若肿瘤侵犯 Cooper 韧带,引起皮肤凹陷,则形成"酒窝征"。肿瘤侵犯乳腺导管可导致乳头回缩或凹陷。向后方侵犯胸肌筋膜或胸肌可使肿块或乳房固定。晚期肿瘤可破溃形成火山口样溃疡面,常继发感染,伴有恶臭。肿瘤广泛侵犯周围组织,可引起"铠甲胸"、胸壁塌陷等特殊表现。部分患者乳头溢液者以血性溢液为首发表现,多为单侧、单孔溢液。少数患者出现乳头、乳晕皮肤瘙痒、脱屑、糜烂、增厚等湿疹样表现,称之为"湿疹样癌"。

(4)乳腺癌最常见的转移途径是淋巴转移。通过淋巴引流可转移至腋窝、内乳的淋巴结,亦可通过淋巴通路转移至肝脏、对侧乳腺。血行转移是乳腺癌术后复发的根源,常见的转移部位包括骨、肝、肺和脑。

(5)值得注意的是近年来无症状的乳腺癌比例逐步增高,仅在影像学上呈现乳腺癌的表现,这是影像筛查水平提高的结果。

①典型的乳腺癌的超声表现为低回声肿物,边界不清,形状不规则,无包膜,后方回声衰减,血流丰富。典型腋窝淋巴结转移癌表现为淋巴结增大,皮质增厚,髓质减少甚至消失。

②乳腺癌的钼靶可表现为肿块和(或)钙化。典型的恶性肿物表现为边界不清,形状不规则,可有毛刺。多形性钙化和杆状、分枝状钙化是典型的恶性钙化。部分早期乳腺癌患者仅表现为钙化。

③乳腺癌的 MRI 表现多样,典型表现为边界不清楚的肿块,明显强化,强化曲线呈廓清型或平台型。

(6)对于乳头溢液者进行乳管镜检查可能发现一些导管内改变,可表现为管壁粗糙、僵硬、导管内肿瘤。乳管造影可能会发现管壁僵硬、充盈缺损等表现,但阳性率较低。

(7)对于可疑恶性的乳腺病灶,应获取组织学标本明确诊断。首选粗针穿刺活检,目前多采用带有自动弹射装置的活检枪,配合 14～16G 活检针,可获取足够组织标本供病理诊断,有条件应在影像引导下进行。

(8)对于确诊乳腺癌的患者,应该通过骨扫描、胸片、腹部超声或 CT 等检查筛查有无远处转移。

2.诊断依据

(1)需根据病史、体征及影像学检查综合判断方能做出诊断。

(2)随着无症状的乳腺癌增多,需重视超声、钼靶、MRI 等辅助检查在乳腺癌诊断中的作用。

(3)对于可疑病灶进行穿刺或切除活检是唯一确诊手段。

(4)病理诊断要求报告乳腺癌病理类型,组织学分级,雌激素受体(ER)、孕激素受体(PR)、人表皮生长因子 2(HER2)、增生指数(Ki-67)等分子指标。

【治疗原则】

随着对乳腺癌分子生物学特性的认识加深,单一外科治疗的理念已经逐渐被综合治疗的理念取代,现代乳腺癌治疗原则为根据患者肿瘤分期和分子分型进行的包括手术、放疗、内分泌、化疗和靶向治疗的综合治疗。

1.外科治疗

(1)改良根治术是目前最经典的乳腺癌根治性切除的术式。

(2)对早期乳腺癌患者,保留乳房的局部切除术加行放疗。

(3)对于临床检查腋窝淋巴结阴性的浸润性乳腺癌患者可以应用前哨淋巴结检测技术。

2.放射治疗

放射治疗是乳腺癌局部治疗的手段之一。保乳手术患者术后需常规接受局部放疗。对于淋巴结阳性患者推荐胸壁放疗和锁骨上区的放疗,原发肿瘤较大或存在脉管癌栓推荐行胸壁放疗。

3.内分泌治疗

雌激素受体(ER)和(或)孕激素后素体(PR)阳性者对于内分泌治疗敏感,应该接受内分泌治疗,受体阴性患者内分泌治疗获益率低,常规不给予内分泌治疗。经典的内分泌治疗药物是他莫昔芬,该药为选择性雌激素受体调节剂,通过竞争性抑制雌激素与雌激素受体的结合达到抑制细胞生长的目的,可以用于绝经前和绝经后的女性。绝经前女性的激素主要来源于卵巢,药物卵巢去势可以起到很好的效果。戈舍瑞林是黄体生成素释放激素类似物(LHRHa),通过竞争性结合垂体 LHRH 受体,引起女性雌二醇水平降低。绝经后女性的雌激素激素主要来源于肾上腺等处的雄激素在芳香化酶的作用下转化为雌激素。近年来,大量临床研究结果显示芳香化酶抑制药在绝经后女性有很好的疗效,效果优于他莫昔芬。这类药物包括阿那曲唑、来曲唑和依西美坦。

4.化疗

淋巴结阳性患者多需要接受化疗,淋巴结阴性患者如存在年轻(如小于 35 岁)、肿瘤体积大(如直径大于 2cm)、组织学分级高(如Ⅱ～Ⅲ级)、HER2 阳性、存在脉管癌栓等高危因素,亦应考虑给予化疗。经典的 CMF 方案(环磷酰胺,甲氨蝶呤,氟尿嘧啶)目前应用较少,蒽环类和紫杉类药物成为乳腺癌辅助化疗最常用,也是疗效最显著的两类药物。临床常用方案为AC(阿霉素,环磷酰胺),TC(多西紫杉醇,环磷酰胺),AC-T(阿霉素,环磷酰胺,序贯紫杉醇/多西紫杉醇)。

5.靶向治疗

目前较为成熟的乳腺癌靶向治疗药物以人表皮生长因子受体为靶点。其中曲妥珠单抗为HER2 单克隆抗体,与化疗或内分泌治疗联用,可以大幅改善 HER2 阳性乳腺癌患者远期生存。另一种靶向治疗药物拉帕替尼是一种口服的小分子酪氨酸激酶抑制药,可同时作用于HER-1 和 HER-2 受体,主要应用于晚期乳腺癌。

第四节　胃肠疾病

一、胃、十二指肠溃疡

胃、十二指肠溃疡又称为"溃疡病""消化性溃疡",是胃溃疡(GU)和十二指肠溃疡(DU)的总称,与胃酸/胃蛋白酶的消化作用有关,也与胃或十二指肠黏膜的屏障作用被破坏有关,是一种慢性常见病。溃疡病的主要症状是上腹部疼痛,可无明显症状或出现隐匿症状。疼痛与饮食有关,可因进食、饥饿、服药、酸性食物或饮料而诱发。亦可以因进食、饮水、服用碱性食物而缓解。

【诊断标准】

1.临床表现

溃疡病的主要症状是上腹部疼痛,可无明显症状或出现隐匿症状,典型症状主要有如下几个方面。

(1)慢性过程,病史可达数年或数十年。

(2)周期性发作,发作与自发缓解相交替,发作期和缓解期可长短不一,短者数周,长者数年,发作常呈季节性,可因情绪不良或过劳而诱发。

(3)发作时上腹痛呈节律性,腹痛可多为进食或服用抗酸药所缓解。胃溃疡多在饭后发生疼痛;十二指肠溃疡则在餐前出现疼痛,直至下次进食才能使疼痛缓解,且常于夜间发作。

2.诊断要点

(1)腹痛:主要位于上腹,胃溃疡常为进食后疼痛,十二指肠溃疡常为饥饿时疼痛,但亦可有不典型的腹痛。

(2)可伴有有恶心、呕吐、黑便、贫血、乏力等表现。

(3)左上腹或(和)剑突下压痛。

(4)可有贫血貌(如睑结膜、皮肤苍白)。

(5)血常规检查可有血红蛋白降低。

(6)上消化道造影可见龛影。

(7)胃镜可见溃疡面,取病理可证实。

【治疗原则】

1.原则上以内科治疗为主

质子泵抑制药,胃黏膜保护药,针对幽门螺杆菌的抗生素等联合治疗。

2.外科治疗

(1)手术适应证

1)内科规律治疗无效或复发。

2)出现过并发症穿孔、大出血、幽门梗阻。

3)可疑恶变。

(2)术前准备:术前清洁洗胃。如有幽门梗阻,可考虑术前3日起每晚温盐水洗胃1次,术前清洁洗胃。

(3)术式选择

1)胃大部切除术:①毕Ⅰ式吻合术:胃溃疡,无幽门梗阻者。②毕Ⅱ式吻合术:胃溃疡,十二指肠溃疡。③溃疡旷置术(Bancroft 法):溃疡切除困难或球后溃疡。

2)迷走神经切断术:十二指肠溃疡,无幽门梗阻。

(4)术中原则

1)胃大部切除术切除胃体积的 50%～75%(视具体情况而定)。

2)尽可能切除溃疡。

3)根据情况选择吻合术式毕Ⅰ式或毕Ⅱ式,尽可能做毕Ⅰ式吻合。

(5)术后注意事项

1)保持胃管通畅。

2)术后根据情况适时拔除胃管及进食。

3)术后予 H_2 受体阻滞剂或质子泵抑制剂,应用时间视情况而定。

二、胃、十二指肠溃疡穿孔

胃、十二指肠溃疡穿孔是溃疡病的严重并发症之一。十二指肠溃疡穿孔多见于十二指肠球部前壁偏小弯侧;胃溃疡穿孔多见于近幽门的胃前壁,多偏小弯侧。

【诊断标准】

(1)多有溃疡病史,近期有溃疡活动症状。

(2)突发上腹刀割样剧烈疼痛,迅速波及全腹,可有肩、肩胛部放射性疼痛。

(3)可有恶心、呕吐等上消化道症状。

(4)可出现休克表现。

(5)急性痛苦面容,惧怕翻身活动及深呼吸。

(6)腹膜炎体征压痛、反跳痛、肌紧张,典型者为板状腹。

(7)腹式呼吸受限,胃泡鼓音区缩小或消失,肝浊音界缩小或消失,肠鸣音减弱或消失。

(8)立位腹平片可见膈下游离气体。

(9)腹腔穿刺可见黄色浑浊液体。

(10)可考虑应用水溶性造影剂行上消化道造影,发现造影剂外溢。

【治疗原则】

1.非手术治疗

(1)适应证:①症状轻。②空腹穿孔。③判断穿孔较小腹膜炎体征较轻,膈下游离气体少。

(2)方法:①禁食。②持续胃肠减压。③高坡卧位。④静脉营养支持。⑤抗生素广谱+抗厌氧菌。

2.手术治疗

(1)适应证:①症状重,腹痛剧烈。②饱腹穿孔。③腹膜炎体征重。④非手术治疗后症状和体征无缓解,甚至加重。

(2)术前准备:①禁食。②胃肠减压。③抗生素治疗。

(3)术式:①单纯穿孔修补:原则上首选。②胃大部切除术:穿孔时间小于 12 小时,探查时发现腹腔污染轻,胃壁水肿轻或有出血或幽门梗阻。③术中冲洗腹腔要尽量彻底。④根据情况选择放置引流管。

(4)术后注意事项:①持续胃肠减压。②术后高坡卧位。③术后予 H_2 受体阻滞药或质泵抑制药。

三、溃疡病大出血

胃十二指肠溃疡大出血是指以大量呕血、黑便,表现出休克前期或休克,以及血红蛋白明显下降为主要临床表现的患者,不包括小量出血或仅有便潜血阳性的患者。

【诊断标准】

(1)呕血和(或)便血。

(2)可伴有失血性休克表现。

(3)腹部可有轻压痛,肠鸣音活跃。

(4)血红蛋白降低。

(5)急诊胃镜有助于诊断及判定出血部位。

(6)可行血管造影检查协助诊断及判断出血部位。

【治疗原则】

(一)非手术治疗

1.适应证

对于出血量相对少、生命体征可控制平稳或非持续性出血的患者可先试行非手术治疗。

2.方法

(1)禁食、胃肠减压:了解出血情况。

(2)止血药物:全身;局部:胃管注入。

(3)补充失血量:治疗休克可给予输血治疗。

(4)给予 H_2 受体阻滞药或质子泵抑制药。

(5)内镜治疗:①适应证:生命体征平稳,休克纠治良好的患者。②方法:利用药物、电凝、钛夹等方法。

(6)血管造影栓塞治疗:对于生命体征可控制平稳的患者。

(二)手术治疗

1.适应证

(1)失血速度快,迅速出现休克。

(2)快速输血输液休克仍无法改善。

(3)年龄大于 60 岁,有冠状动脉硬化症者。

(4)有溃疡病史,近期内已有多次出血。

(5)经非手术治疗后再次出现大出血。

(6)内镜检查明确出血部位,但无法止血者或止血处理后再次大出血。

(7)血管造影栓塞治疗无法止血或栓塞后再次大出血。

2.术前准备

(1)禁食。

(2)胃肠减压。

(3)积极治疗休克。

(4)备足血液制品。

(5)应用 H_2 受体阻滞药或质子泵抑制药。

3.术式选择

(1)胃切开止血:缝扎,局部切除。

(2)胃大部切除术。

四、急性胃扩张

急性胃扩张的临床表现为胃和十二指肠极度急性膨胀,腔内有大量液体滞存。以往认为主要是手术后的并发症,尤其是腹膜后的手术后易于发生。过度饱食后也可以发生此类情况,其严重性较手术后急性胃扩张为大,治疗上也有一定的区别。此外,长期仰卧床、糖尿病酮症酸中毒、低血钾等患者也可以发生此病。

【病理生理】

胃和十二指肠高度扩张,可以占据几乎整个腹腔,胃壁可能因为过度伸张而变薄,或因炎性水肿而增厚,或因血循环障碍而发生坏死穿孔。在大多数患者可以发现十二指肠横部受肠系膜上动脉的压迫,甚至十二指肠壁可能发生压迫性溃疡。在少数患者,全部十二指肠和空肠上端也呈现扩张。在晚期,胃黏膜上有小糜烂出血点。在病程中,大量液体继续不断分泌,积存于胃、十二指肠腔内,并且不能在胃、十二指肠内被吸收,因而造成体内脱水和电解质丢失,终于出现酸碱失衡以及血容量缩减和周围循环衰竭。胃壁坏死穿孔可以引起急性腹膜炎,导致休克。

【诊断和鉴别诊断】

1.症状与体征

初期患者仅感觉无食欲,上腹膨胀和恶心,很少有剧烈腹痛。随后出现呕吐,起初为小口,反逆出胃内积液,以后量逐渐增加。患者呕吐时似毫不费力,从无干呕现象。呕出液常具有典型特性,开始为深棕绿色浑浊液体,后呈咖啡渣样,为碱性或中性,隐血试验为强阳性,但不含血块,亦无粪便臭味。呕吐后腹胀不适并不减轻,此时若插入胃管,即发现胃内尚积存大量相同液体,甚至可达3~4L,说明所谓呕吐症状实际上是胃、十二指肠内积液过满后的溢出现象。此时检查可发现腹部呈不对称膨胀(以左上腹和中腹较明显)和水震荡声。全腹可能有弥散性轻度触痛,肠蠕动音减低或正常。如未能及时诊断和处理,则水和电解质紊乱症状逐渐出现,患者极度口渴,脱水征明显,脉搏快弱,呼吸短浅,尿量减少,终于因休克和尿中毒而死亡。

如在病程中突然出现剧烈腹痛,全身情况显著恶化,全腹有明显压痛,腹腔内有积水征,则表示胃发生坏死穿孔。

2.化验室及影像学检查

手术后初期或过分饱食后,如出现上述溢出性呕吐症状和具有上述特征的吐出物,并发现上腹部胀满、水震荡声,即应怀疑为急性胃扩张。应立即置入胃管,如吸出大量同样液体,诊断即可确定,不应等待大量呕吐和虚脱症状出现后,才考虑到这种可能。

化验检查可反映脱水和电解质紊乱程度,包括血红蛋白增高、低钠血症、低钾血症以及低氮血症。酸碱平衡紊乱决定于电解质丧失的比例,可出现酸中毒或碱中毒。体温升高和白细胞计数增多并不常见。

在创伤、感染后发生时,一般不易联想到急性胃扩张的诊断。如在腹部X线平片上见左上腹部弥散性一致阴影,胃气泡水平面增大,或侧位片上有充气扩大十二指肠时,应考虑到急性胃扩张可能。上腹部CT可明确诊断,可见扩张胃腔占据上腹部。

鉴别诊断应与弥散性腹膜炎、高位机械性肠梗阻、肠麻痹区别。在弥散性腹膜炎,体温常升高,腹膜刺激体征明显,肠腔呈普遍性气胀,肠蠕动音消失。在机械性高位肠梗阻,常有较明显的腹痛,肠蠕动音增强,呕吐物含小肠内容物,腹胀不显著。肠麻痹主要累及小肠下端,故腹胀是以腹中部最为明显。在这三种情况下,胃内一般没有大量液体积存,而且胃内积液吸空后,症状并不立刻减轻。

【预防和治疗】

在上腹部大手术后采用胃肠减压,至术后胃肠暂时性麻痹消失、蠕动恢复时停止,是预防急性胃扩张的有效措施。手术时避免不必要的组织创伤和手术后注意患者卧式的变换,也具有预防的意义。避免暴饮暴食,尤其在较长时期疲劳和饥饿后不过分饱食,对预防发生急性胃扩张很重要。

对手术后急性胃扩张一般常用的治疗有四方面措施。

(1)置入胃减压管吸出全部积液,用温等渗盐水洗胃,禁食,并继续减压,至吸出液为正常性质为止,然后开始少量流质饮食,如无滞留,可逐渐增加。

2.经常改变卧位姿势以解除十二指肠横部的受压。如病情许可,可采用俯卧位,或将身体下部略垫高。

(3)静脉输入适量生理盐水和葡萄糖溶液以矫正脱水和补充电解质的损失,必要时输血。给予生长抑素抑制分泌,如有低钾性碱中毒,除补充水和氯化物外,还需补充钾盐。糖尿病酮症酸中毒控制血糖。每日记录水盐出入量,并作血化学检查(钠、钾、氯化物、二氧化碳结合力、非蛋白氮等)。维持尿量正常。

(4)暴饮暴食所致的胃急性扩张,胃内常有大量食物和黏稠液体,不易用一般胃减压管吸出,常需要用较粗胃管洗胃才能清除,但应注意避免一次用水量过大或用力过猛,造成胃穿孔。

如经减压或洗胃后,腹部膨胀未明显减轻,或大量食物不能吸出,则需考虑手术治疗,切开胃壁清除其内容物。对已有腹腔内感染、气腹或疑有胃壁坏死的患者,应在积极准备后及早手术治疗。手术方法以简单有效为原则,术后应继续胃管吸引减压,或做胃造口术。

五、胃肿瘤

(一)胃癌

胃癌是全球范围内常见的恶性肿瘤,中国胃癌的人口调整死亡率男性为 40.8/10 万,女性为 18.6/10 万,分别是欧美发达国家的 4.2~7.9 倍和 3.8~8.0 倍。我国胃癌发病率有明显的地区差异和城乡差别,城市地区是农村地区的 1.6 倍。由于胃癌及癌前期病变的症状隐匿且无特异性,因此早期胃癌很难发现,我国仅 5%~10% 的胃癌能够早期诊断。胃癌可发生于任何年龄,以 40~60 岁多见,男多于女,约为 1.9∶1。发病原因目前尚不明确,可能与多种因素,如生活习惯、饮食种类、环境因素、遗传素质、精神因素等有关,也与慢性萎缩性胃炎、胃息肉、胃黏膜不典型增生和肠上皮化生、手术后残胃,以及长期幽门螺杆菌(HP)感染等有一定的关系。胃癌可发生于胃的任何部位,半数以上多见于胃窦部,尤其是胃小弯侧。其次在贲门胃底部,胃体区相对较少。病变仅局限于黏膜及黏膜下层者称为早期胃癌,早期胃癌中直径在 5~10mm 者称小胃癌,直径<5mm 称微小胃癌。癌性病变侵及肌层或全层称为进展期胃癌,通常伴有不同程度淋巴结及脏器转移。胃癌的转移途径包括直接播散、淋巴结转移及血行转移。

【诊断】

1.症状

早期胃癌 70% 以上无明显症状,可表现为非特异性上腹部不适、食欲缺乏、消化不良、隐痛、反酸、嗳气等症状。病情进展后可出现上腹或左上腹痛,疼痛无规律,恶心、呕吐,体重下降、黑便、不明原因的乏力、消瘦或进行性贫血等。晚期可出现腹部包块、呕血、穿孔。

2.体检

早期体检多无阳性发现,随病情进展上腹部可触及压痛。晚期可触及腹部肿物、锁骨上淋巴结肿大,直肠指诊可触及直肠陷窝肿物。

3.实验室检查

半数患者可出现贫血、低蛋白血症,大便潜血阳性。血清肿瘤标志物 CEA、CA19-9、CA72-4、CA242、CA125 等可用于协助诊断及随诊。

4.辅助检查

X 线气钡双重对比造影可发现直径<1cm 的早期胃癌,检查准确率近 80%。纤维胃镜检查可发现直径<0.5cm 的早期胃癌并可进行病理诊断,是诊断胃癌最直接准确有效的方法。CT 及超声、内镜超声检查有助于肿瘤诊断及临床分期,可用于评估胃肿瘤侵犯情况、与周围脏器关系、周围实质性脏器有无转移、有无切除可能等。

【鉴别诊断】

应与胃炎、胃溃疡、胃肉瘤、胃良性肿瘤进行鉴别诊断,通过 X 线气钡双重对比造影、纤维胃镜检查即可确诊。

【治疗原则】

以手术为主的综合治疗。

1.手术方式(开腹或腹腔镜)

(1)胃癌根治术:胃切除范围应距肿瘤边缘≥5cm,推荐采用胃切除术联合 D2 淋巴结清扫术。

(2)胃癌姑息性切除术:适用于胃癌较大、侵犯周围脏器、无法完整切除者,或远处淋巴结转移者。

(3)短路手术:肿物浸润广泛、无法切除或患者一般状况极差,可行胃空肠吻合术。

(4)腹腔镜胃癌根治术:具有术中出血少、术后疼痛轻、恢复快、胃肠道功能恢复快、缩短患者住院时间的优势,但尚需大规模临床随机对照研究证实。

2.化学治疗

胃癌化疗主要目的包括胃癌切除术后的辅助化疗,用于消灭残存的微小肿瘤,防止复发;姑息性治疗,用于已经发生转移的难以治愈病例;术前新辅助治疗,提高手术切除率及综合治疗效果;术中化疗,提高综合治疗效果。

胃癌化疗常用药物包括 5-氟尿嘧啶、亚叶酸钙、丝裂霉素、表柔比星、顺铂、奥沙利铂、卡培他滨、紫杉特尔等,常用联合化疗方案包括 ECF、ELF、DCF、FOLFOX 和 XELOX 等。

(二)胃恶性淋巴瘤

胃恶性淋巴瘤是胃非癌恶性肿瘤中最常见的类型,原发于胃壁内淋巴滤泡的恶性肿瘤,可表现为局限的原发性病变,但也可以是全身性疾病的一个局部表现。男性患者稍多见,占胃部恶性肿瘤的 3%~5%。

【诊断】

1.症状

无特异性临床表现,可有上腹部疼痛不适、上腹饱胀、反酸、嗳气、呕血、黑便,食欲缺乏、体重下降等症状。

2.体检

上腹部压痛,部分患者腹部可触及包块。

3.实验室检查

可出现贫血、低蛋白血症,大便潜血阳性。

4.辅助检查

X 线气钡双重对比造影可显示典型"鹅卵石征"。胃镜检查提示多发浅表溃疡,并可取组织活检;超声胃镜可见侵犯深度及胃壁各层变化和了解胃周淋巴结和邻近组织器官的情况。CT 检查可进一步了解肿块部位、范围、大小、胃周围淋巴结有无肿大以及邻近脏器有无占位病变和肝、脾是否肿大。

【鉴别诊断】

胃癌:恶性淋巴瘤发病年龄较轻,病程较长,一般状况较好,梗阻、贫血和恶病质较少见。X 线气钡双重对比造影、纤维胃镜检查即可确诊。

【治疗原则】

根据肿瘤大小、部位、分期综合决定。对于ⅠE 期和Ⅱ1E 期的病变,因病灶较局限,以手术治疗为主。尽可能地根治性切除原发病灶及邻近的区域淋巴结,术后辅以化疗或放疗达到治愈的目的。Ⅱ2E、ⅢE及Ⅳ期的患者则以联合化疗与放疗为主。若患者情况许可,应尽可能切除原发病灶,以提高术后化疗或放疗的效果,并可避免由此引起的出血或穿孔等并发症。可采用根治性胃次全切除术或全胃切除术,彻底切除原发肿瘤及周围淋巴结。术后应辅助化疗及放疗。

(三)胃肠间质肿瘤

胃肠间质瘤(GIST)是一类起源于胃肠道间叶组织的肿瘤,占消化道间叶肿瘤的大部分。GIST 与胃肠道肌间神经丛周围的 Cajal 间质细胞(ICC)相似,均有 C-KIT 基因、CD117、CD34 表达阳性。占胃肠道恶性肿瘤的 1%～3%,估计年发病率为 1/10 000～2/10 000,多发于中老年患者,40 岁以下患者少见,男女发病率无明显差异。GIST 大部分发生于胃(50%～70%)和小肠(20%～30%),结、直肠占 10%～20%,食管占 0～6%,肠系膜、网膜及腹腔后罕见。GIST 患者第一次就诊时有 11%～47%已有转移,转移主要在肝和腹腔。

【诊断】

1.症状

无特异性临床表现,GIST 的症状依赖于肿瘤的大小和位置,通常无特异性。胃肠道出血是最常见症状。贲门部 GIST 吞咽困难症状也很常见。部分患者因溃疡穿孔就诊,可增加腹腔种植和局部复发的风险。

2.体检

部分患者可触及上腹部活动肿块、表面光滑、结节或分叶状。

3.实验室检查

可出现贫血、低蛋白血症,大便潜血阳性。

4.辅助检查

X 线钡餐示边缘整齐、圆形充盈缺损,中央可有"脐样"溃疡龛影,或表现为受压、移位。胃镜可明确肿瘤部位、大小。超声内镜及 CT 胃三维重建对于外生性肿瘤可协助诊断 GIST 位置、大小、局部浸润状况、转移等。

5.病理诊断

GIST 确诊最终依赖病理切片及免疫组化结果。典型的 GISTs 免疫组化表型为 CD117 和 CD34 阳性。少数病例(5%～7%)CD117 阴性,此时胃肠间质肿瘤的诊断主要依靠基因突变类型检测,80%以上的胃肠道间质肿瘤的基因突变类型是 KIT 或者 PDGFRA 的突变。DOG1 是最近发现的一种在 GIST 中特异表达的一种细胞膜表面蛋白,目前被认为是一个特异性胃肠道间质肿瘤的诊断标准,尤其适用于 CD117 以及 KIT 和 PDGFRA 突变基因检测阴性的胃肠道间质肿瘤的诊断。

【鉴别诊断】

胃肠道平滑肌瘤/肉瘤:胃平滑肌肉瘤生长快,通常位于胃底,直径常大于 3cm,伴溃疡、大出血,或可伴严重贫血、血性腹腔积液。平滑肌瘤常位于胃体及胃窦部,纤维胃镜可协诊。临床表现、辅助检查有时与 GIST 难以鉴别诊断,诊断最终仍需依赖于病理切片及免疫组化结果。GIST 大多 CD117 和 CD34 弥散性阳性表达,SMA 不表达或为局灶性表达,而平滑肌瘤/肉瘤 CD117 和 CD34 阴性表达,SMA 弥散性阳性表达。

【治疗原则】

(1)手术切除是胃肠道间质肿瘤唯一能治愈的方法,可行局部切除或楔形切除,切缘距肿瘤边缘应超过 2cm。

(2)对于术后高度复发风险、手术难以切除或切除术后复发、转移患者,应接受甲磺酸伊马替尼药物治疗。甲磺酸伊马替尼可抑制酪氨酸激酶、C-KIT 受体、血小板衍化生长因子受体(PDGFR)等,甲磺酸伊马替尼原发性耐药或继发性耐药患者应接受舒尼替尼药物治疗。

(四)胃良性肿瘤

【诊断】

共分为两大类:一类来源于黏膜的良性上皮细胞瘤,如胃腺瘤、腺瘤性息肉、多见于胃窦部。另一类为良性间叶组织肿瘤,如平滑肌瘤、纤维瘤、脂肪瘤、血管瘤、神经纤维瘤等。

1.症状

通常无症状,剖腹术或钡餐检查时偶然发现,有时可出现上腹部不适、隐痛,贲门附近肿瘤可出现咽下困难、幽门部肿瘤可出现梗阻症状。

2.体检

部分患者可触及腹部肿物、活动、表面光滑或呈结节状,境界清晰。

3.辅助检查

X 线钡餐示边缘整齐圆形充盈缺损,中央可有溃疡龛影,或表现为受压、移位。胃镜及活检可明确肿瘤部位、大小及性质。

【鉴别诊断】

胃恶性肿瘤:可通过胃镜活检明确良恶性肿瘤,指导治疗方案。对于外生性肿瘤可通过 B 超及 CT 协助诊断。

【治疗原则】

(1)带蒂良性小腺瘤、息肉可行内镜下切除。

(2)较小肿瘤可行肿瘤基底黏膜或部分胃壁局部切除。较大肿瘤应行胃部分切除。行术中冰冻检查,除外恶性肿瘤。

六、肠炎性疾病

(一)急性出血性肠炎

本病为一种原因尚不明确的急性肠管炎症性病变,血便是临床主要症状之一。多见于儿童和青少年,也可以发生于任何年龄,男女患病比例为(2~3)∶1。由于在手术或尸检中可以观察到不同阶段的病变,发现有充血、水肿、出血、坏死等不同的病理改变,故又可称为"节段性出血坏死性肠炎"。

【诊断标准】

1.临床表现

(1)急性腹痛:阵发性绞痛或持续性疼痛伴阵发性加重,多在脐周或遍及全腹。

(2)多伴腹泻,80%的患者有血便,呈血水样或果酱样,有时为紫黑色血便,有部分患者腹痛不重而以血便症状为主。

(3)寒战发热,恶心呕吐。

(4)感染中毒性休克表现。

(5)不同程度的腹胀、腹肌紧张和压痛,出现肠管坏死或穿孔时有腹膜刺激征,肠鸣音减弱或消失。

2.诊断要点

(1)发病急骤,开始以腹痛为主,多在脐周或遍及全腹,为阵发性绞痛或持续性疼痛伴阵发性加重。

(2)腹泻和血便,呈血水样或果酱样,有时为紫黑色血便。

(3)往往伴有寒战发热和恶心呕吐。

(4)进展迅速,部分患者很快出现感染中毒性休克。

(5)查体有不同程度的腹胀,腹肌紧张及压痛,肠鸣音一般减弱。有时可触及压痛之包块。

(6)化验检查:白细胞计数中度升高,大便潜血往往为阳性。部分患者大便培养有大肠埃希菌生长,厌氧培养可见到产气荚膜杆菌。

(7)X线腹部平片检查可见小肠扩张充气并有液平,肠间隙增宽显示腹腔内有积液。

(8)腹腔穿刺可抽出血性液体。

【治疗原则】

1.本病应以非手术治疗为主

(1)禁食、胃肠减压,输液输血及适当的静脉营养。

(2)应用广谱抗生素及甲硝唑以抑制肠道细菌特别是厌氧菌的生长。

2.手术疗法

(1)手术指征:经非手术治疗,全身中毒症状不见好转且有休克倾向,局部体征加重者;有明显腹膜刺激征考虑肠坏死穿孔者;有肠梗阻表现经非手术治疗不见好转者;反复肠道大出血非手术治疗无法控制者。

(2)手术方式:①如肠管表现为充血和浆膜下出血,无坏死穿孔,亦无大量消化道出血,仅给予普鲁卡因肠系膜封闭即可。②有肠穿孔或有不可控制的消化道出血。病变部分可行一期切除吻合术。③病变广泛,远端肠管无坏死,可切除坏死肠段,行双腔造瘘,待恢复后再行二期吻合。也可行一期吻合后远端做导管造瘘,待肠功能恢复后再将导管拔除。

(二)假膜性肠炎

假膜性肠炎多发生在应用大量广谱抗生素的患者,主要表现为严重腹泻伴有明显的全身症状。轻症者停用抗生素可自愈,严重者可死亡。目前认为,假膜性肠炎主要致病菌是艰难梭状芽孢杆菌,该菌产生的毒素可以直接损伤肠壁细胞,使肠壁出血坏死。肠炎的病理变化主要在黏膜及黏膜下层,轻者只有黏膜充血水肿,严重者黏膜有广泛的糜烂和灶状坏死,其上有一层由坏死组织、纤维蛋白、炎性细胞、红细胞、黏液和细菌构成的假膜所覆盖,假膜呈片状分布,黄绿色或棕色,质软易脱落,因此称之为假膜性肠炎。

【诊断标准】

1.临床表现

(1)水样便或黄色蛋花样或浅绿色水样便,可见脱落的假膜。

(2)查体可见脱水及重病容。腹部膨胀,全腹肌抵抗和轻压痛,肠鸣音减弱。

（3）重型患者可出现高热、腹胀和明显的中毒症状，如精神迷乱、呼吸深促、手足发凉及出现休克。

2.诊断要点

（1）有大型手术应激、广谱抗生素应用或化疗的病史。

（2）突然出现高热、腹泻、排出大量黄绿色海水样或蛋花样水便，含有脱落的假膜。

（3）大便涂片做革兰染色发现阳性球菌相对增多而阴性杆菌减少。

（4）内窥镜检查见黏膜有急性炎症，上有斑块或已融合成假膜，活检见假膜内含有坏死上皮、纤维蛋白及炎性细胞。

（5）双酶梭状芽孢杆菌抗毒素中和法测定大便中有难辨梭状芽孢杆菌毒素的存在。

【治疗原则】

（1）立即停用正在使用的抗生素，使用万古霉素或甲硝唑。

（2）口服消胆胺，以利梭状牙孢杆菌毒素的排出。

（3）用正常人大便与等盐水混悬液保留灌肠。

（4）补充液体及电解质。

（5）如有中毒性休克，血容量恢复后不能维持血压时，可适当给予升压药物，同时给予肾上腺皮质激素以减少毒性反应。

七、肠梗阻

任何原因引起的肠内容物通过障碍统称肠梗阻。它是常见的外科急腹症之一。有时急性肠梗阻诊断困难，病情发展快，常致患者死亡。目前的死亡率一般为5％～10％，有绞窄性肠梗阻者为10％～20％。死亡的原因往往是由于诊断错误，延误手术时机，手术方式选择不当，水、电解质与酸碱平衡失调，以及患者年龄大合并心肺功能不全等。对肠梗阻的分类是为了便于对病情的认识、指导治疗和对预后的估计，通常有下列几种分类方法：

1.按病因分类

（1）机械性肠梗阻：临床上最常见，是由于肠内、肠壁和肠外各种不同机械性因素引起的肠内容通过障碍。

（2）动力性肠梗阻：是由于肠壁肌肉运动功能失调所致，并无肠腔狭窄，又可分为麻痹性和痉挛性两种。前者是因交感神经反射性兴奋或毒素刺激肠管而失去蠕动能力，以致肠内容物不能运行；后者系肠管副交感神经过度兴奋，肠壁肌肉过度收缩所致。有时麻痹性和痉挛性可在同一患者不同肠段中并存，称为混合型动力性肠梗阻。

（3）血运性肠梗阻：是由于肠系膜血管内血栓形成，血管栓塞，引起肠管血液循环障碍，导致肠蠕动功能丧失，使肠内容物停止运行。

2.按肠壁血液循环情况分类

（1）单纯性肠梗阻：有肠梗阻存在而无肠管血液循环障碍。

（2）绞窄性肠梗阻：有肠梗阻存在同时发生肠壁血液循环障碍，甚至肠管缺血坏死。

3.按肠梗阻程度分类

可分为完全性肠梗阻、不完全性肠梗阻和部分性肠梗阻。

4.按梗阻部位分类

可分为高位小肠梗阻、低位小肠梗阻和结肠梗阻。

5.按发病轻重缓急分类

可分为急性肠梗阻和慢性肠梗阻。

6.闭袢性肠梗阻

是指一段肠袢两端均受压且不通畅者,此种类型的肠梗阻最容易发生肠壁坏死和穿孔。

肠梗阻的分类是从不同角度来考虑的,但并不是绝对孤立的。如肠扭转既可是机械性、完全性,也可是绞窄性、闭袢性。不同类型的肠梗阻在一定条件下可以转化,如单纯性肠梗阻治疗不及时,可发展为绞窄性肠梗阻。机械性肠梗阻近端肠管扩张,最后也可发展为麻痹性肠梗阻。不完全性肠梗阻时,由于炎症、水肿或治疗不及时,也可发展成完全性肠梗阻。因此对肠梗阻早期治疗是很重要的。

(一)粘连性肠梗阻

【诊断】

1.临床表现

(1)以往有慢性梗阻症状和多次反复急性发作的病史。

(2)多数患者有腹腔手术、创伤、出血、异物或炎性疾病史。

(3)临床症状为阵发性腹痛,伴恶心、呕吐、腹胀及停止排气排便等。

2.体检

(1)全身情况:梗阻早期多无明显改变,晚期可出现体液丢失的体征。发生绞窄时可出现全身中毒症状及休克。

(2)腹部检查应注意如下情况:①有腹部手术史者可见腹壁切口瘢痕;②患者可有腹胀,且腹胀多不对称;③多数可见肠型及蠕动波;④腹部压痛在早期多不明显,随病情发展可出现明显压痛;⑤梗阻肠袢较固定时可扪及压痛性包块;⑥腹腔液增多或肠绞窄者可有腹膜刺激征或移动性浊音;⑦肠梗阻发展至肠绞窄、肠麻痹前均表现为肠鸣音亢进,并可闻及气过水声或金属音。

3.实验室检查

梗阻早期一般无异常发现。应常规检查白细胞计数,血红蛋白,血细胞比容,二氧化碳结合力,血清钾、钠、氯及尿便常规。

4.辅助检查

X线立位腹平片检查:梗阻发生后的 4～6 小时,腹平片上即可见胀气的肠袢及多数气液平面。如立位腹平片表现为一位置固定的咖啡豆样积气影,应警惕有肠绞窄的存在。

【鉴别诊断】

(1)术后麻痹性肠梗阻:在手术后两周内发生的早期粘连性肠梗阻,需与术后麻痹性肠梗阻相鉴别。术后麻痹性肠梗阻多发生在手术后 3～4 天,当自肛门排气排便后,症状便自行消失。发病情况为术后梗阻现象持续存在,表现为持续性胀满不适,腹胀明显,呕吐不显著。腹部检查示肠鸣音减弱消失。X线胃肠造影检查示整个肠道有严重胀气,肠积液较少,胃胀气明显,U形肠襻横过中腹,规则。

2.术后早期粘连性肠梗阻应注意与其他原因引起的机械性肠梗阻相鉴别,如胃大部切除毕Ⅱ式吻合术后的输入输出襻梗阻、吻合口梗阻、肠扭转、内疝、肠套叠等。在老年患者还应注意与假性结肠梗阻鉴别。术后远期粘连性肠梗阻需与肠道炎性疾病鉴别,一般并无困难。

【治疗原则】

用最简单的方法在最短的时间内解除梗阻,恢复肠道通畅,同时预防和纠正全身生理紊乱是治疗肠梗阻的基本原则。

1.非手术疗法

对于单纯性、不完全性肠梗阻,特别是广泛粘连者,一般选用非手术治疗;对于单纯性肠梗阻可观察 24～48 小时,对于绞窄性肠梗阻应尽早进行手术治疗,一般观察不宜超过 4～6 小时。

基础疗法包括禁食及胃肠减压,纠正水、电解质紊乱及酸碱平衡失调,防治感染及毒血症。还可采用中药及针刺疗法。

2.手术疗法

粘连性肠梗阻经非手术治疗病情不见好转或病情加重;或怀疑为绞窄性肠梗阻,特别是闭襻性肠梗阻;或粘连性肠梗阻反复频繁发作,严重影响患者生活质量时,均应考虑手术治疗。

手术方式和选择应按粘连的具体情况而定:

(1)粘连带或小片粘连行简单切断分离。

(2)小范围局限紧密粘连成团的肠襻无法分离,或肠管已坏死者,可行肠切除吻合术,如肠管水肿明显,一期吻合困难,或患者术中情况欠佳,可先行造瘘术。

(3)如患者情况极差,或术中血压难以维持,可先行肠外置术。

(4)肠襻紧密粘连又不能切除和分离者,可行梗阻部位远、近端肠管侧侧吻合术。

(5)广泛粘连而反复引起肠梗阻者可行肠排列术。

(二)绞窄性肠梗阻

【诊断】

1.临床表现

(1)腹痛为持续性剧烈腹痛,频繁阵发性加剧,无完全休止间歇,呕吐不能使腹痛腹胀缓解。

(2)呕吐出现早而且较频繁。

(3)早期即出现全身性变化,如脉率增快,体温升高,白细胞计数增高,或早期即有休克倾向。

(4)腹胀:低位小肠梗阻腹胀明显,闭襻性小肠梗阻呈不对称腹胀,可触及孤立胀大肠襻,不排气排便。

(5)连续观察:可发现体温升高,脉搏加快,血压下降,意识障碍等感染性休克表现,肠鸣音从亢进转为减弱。

(6)明显的腹膜刺激征。

(7)呕吐物为血性或肛门排出血性液体。

(8)腹腔穿刺为血性液体。

2.实验室检查

(1)白细胞增多,中性粒细胞核左移,血液浓缩。

(2)代谢性酸中毒及水电解质平衡紊乱。

(3)血清肌酸激酶升高。

3.辅助检查

X线立位腹平片表现为固定孤立的肠祥,呈咖啡豆状、假肿瘤状及花瓣状,且肠间隙增宽。

【鉴别诊断】

1.急性肠系膜上动脉闭塞

绞窄性小肠梗阻需与急性肠系膜上动脉闭塞相鉴别。急性肠系膜上动脉闭塞是肠缺血最常见的原因。无论是栓塞或血栓形成所引起的急性肠系膜缺血的症状,其临床表现是相同的。腹痛多为全腹痛或脐周痛。腹痛性质初因肠痉挛为绞痛,其后肠坏死转为持续性。半数以上的患者有呕吐,1/4患者可有腹泻,并可排出鲜红血便,大汗淋漓。极度痛苦面容,体征与症状不一致,患者的痛苦表情和剧烈程度往往超过腹部体征表现,此为肠缺血的特征。若有上述的症状和体征,50岁以上的患者,如存在心肌梗死史、心律失常、低血压等疾病的危险因素时,若突然出现剧烈腹痛,就应考虑到急性肠系膜缺血的可能性。选择性动脉造影可获得明确诊断。

2.妇科急腹症

女性绞窄性肠梗阻的患者,如肠梗阻的原因不明显,诊断性腹穿抽出血性腹腔积液,容易误诊为妇科急腹症如黄体破裂、宫外孕。详细询问病史,仔细的腹部及妇科检查,结合腹部与盆腔B超以及血和尿HCG水平,有助于正确诊断。

【治疗原则】

(1)绞窄性小肠梗阻,一经诊断应立即手术治疗,术中根据绞窄原因决定手术方法。

(2)如患者情况极严重,肠管已坏死,而术中血压不能维持,可行肠外置术方法,待病情好转再行二期吻合术。

(三)肠扭转

Ⅰ.小肠扭转

【诊断】

1.症状

(1)多见于重体力劳动青壮年,饭后即进行劳动,姿势体位突然改变等病史。

(2)临床表现为突发持续性剧烈腹痛,伴阵发性加重,可放射至腰背部,早期腹痛在上腹和脐周,肠坏死、腹膜炎时有全腹疼痛,呕吐频繁,停止排气排便。

2.体征

扭转早期常无明显体征,扭转肠祥绞窄坏死时出现腹膜炎和休克。

3.辅助检查

X线腹平片:全部小肠扭转,仅见胃十二指肠充气扩张,而小肠充气不多见,部分小肠扭转见小肠普遍充气,并有多个液平面,或者巨大扩张的充气肠祥固定于腹部某一部位,并且有很长的液平面。

【鉴别诊断】

小肠扭转应注意与胃十二指肠溃疡穿孔等其他急腹症鉴别。还需与其他原因如粘连性肠梗阻、肠套叠等病情进展所致的绞窄性肠梗阻鉴别。另外,应注意与结肠扭转如乙状结肠扭转和盲肠扭转鉴别。一般来讲,不论是全小肠扭转还是部分小肠扭转,术前往往只能做出绞窄性肠梗阻的诊断,它的确切病因只有在剖腹探查时才能明确。

【治疗原则】

(1)早期可先试用非手术疗法

1)胃肠减压:吸除梗阻近端胃肠内容物。

2)手法复位:患者膝胸卧位,按逆时针方向手法按摩。

(2)出现腹膜炎或非手术疗法无效应行手术,无小肠坏死,将扭转肠袢复位,同时观察血运,若肠袢坏死,切除坏死肠袢,并行小肠端端一期吻合。

Ⅱ.乙状结肠扭转

【诊断】

1.症状

(1)多见于有习惯性便秘的老年人,可以有过类似发作史。

(2)临床表现为中下腹急性腹痛,阵发性绞痛,无排气排便,明显腹胀是突出特点。

2.体检

见明显的不对称性腹胀,左下腹有明显压痛,扭转早期肠鸣音活跃;扭转肠袢绞窄坏死时出现腹膜炎和休克。

3.辅助检查

(1)X线腹平片:腹部偏左可见一巨大的双腔充气孤立肠袢自盆腔直达上腹或膈肌,降、横、升结肠和小肠可有不同程度的胀气。

(2)X线钡灌肠:可见钡液止于直肠上端,呈典型的"鸟嘴"样或螺旋形狭窄。

【鉴别诊断】

1.急性假性结肠梗阻

急性假性结肠梗阻(或称 Ogilvie 综合征)表现为急性广泛的结肠扩张而缺乏机械梗阻的证据。如果没有得到及时治疗,易于发生结肠穿孔而出现腹膜刺激征,有时与乙状结肠扭转不易鉴别。大多数急性假性结肠梗阻的患者在 50 岁以上,最明显的症状是进行性腹胀,持续3～4天。50％～60％的患者有恶心和呕吐。一些人可有顽固性便秘。绝大多数患者中可听到肠鸣音,一般无高调肠鸣音。典型的 X 线腹平片表现为盲肠、升结肠和横结肠明显扩张,远段结肠常缺乏气体。可以通过 hypaque 灌肠或结肠镜检查排除机械性肠梗阻而获得确诊。

2.缺血性结肠炎

缺血性结肠炎是一种由于肠系膜血管闭塞、狭窄或全身低血压引起结肠供血不足,肠壁缺血甚至梗死,继而并发细菌感染而引起的结肠炎。大部分坏疽型缺血性结肠炎起病急,腹痛剧烈,伴有严重的腹泻、便血和呕吐。临床表现与乙状结肠扭转相似。早期即可出现明显的腹膜刺激征。病变广泛的患者还可伴明显的麻痹性肠梗阻。结肠镜检查是诊断缺血性结肠炎最有效的检查方式。

【治疗原则】

1.非手术疗法

(1)禁食、胃肠减压。

(2)试用纤维结肠镜或金属乙状结肠镜通过梗阻部位,并置肛管减压。

(3)乙状结肠扭转经置管减压缓解后,应择期手术,切除过长的结肠。

2.手术疗法

(1)非手术疗法失败或疑有肠坏死,应及时手术。

(2)术中无肠坏死,可将扭转复位,对过长的乙状结肠最好不行一期乙状结肠切除和吻合,以后择期行乙状结肠部分切除术。

(3)已有肠坏死或穿孔,则切除坏死肠襻,近端外置造口,远端造口或缝闭,以后择期行吻合手术,多不主张一期吻合;手术经验丰富者,可视情况完成一期吻合。

Ⅲ.盲肠扭转

【诊断】

1.症状

中腹或右下腹急性腹痛,阵发性加重,恶心呕吐,不排气排便。

2.体检

右下腹可触及压痛,腹部不对称隆起,上腹部触及弹性包块,扭转早期肠鸣音活跃。

3.辅助检查

(1)X线腹平片:示单个卵圆形胀大肠襻,左上腹有气液平,可见小肠胀气,但无结肠胀气。

(2)X线钡灌肠:可见钡剂在横结肠或肝区处受阻。

【鉴别诊断】

1.急性阑尾炎

盲肠扭转的症状是中腹部或右下腹急性腹痛发作,为绞痛性质,阵发性加重,并伴有恶心呕吐。早期易误诊为急性阑尾炎。但是急性阑尾炎一般有转移性右下腹痛,右下腹压痛较局限、固定,白细胞计数增加较显著。

2.急性胃扩张

盲肠扭转X线腹平片显示单个卵圆形胀大肠襻,有气液面,其部位及形状提示有可能为胀大盲肠。位于上腹的游离盲肠当胀气积液重时,X线影像有可能被误认为是急性胃扩张。但经鼻胃管抽吸后,影像无改变。借此可以鉴别。

3.盲肠扭转仍需与急性假性结肠梗阻和缺血性结肠炎鉴别。

【治疗原则】

(1)盲肠扭转应及时手术。

(2)盲肠无坏死,将其复位固定,或行盲肠插管造口,术后两周拔除插管。

(3)盲肠已坏死,切除盲肠,做回肠升结肠或横结肠吻合,必要时加做回肠插管造口术。

八、小肠肿瘤

(一)原发性小肠恶性肿瘤

小肠肿瘤发病率低,仅占消化道肿瘤的5%,小肠恶性肿瘤仅占消化道恶性肿瘤的1%～

2%。原发性小肠恶性肿瘤以腺癌最为常见,大多位于十二指肠和空肠,其次为类癌,大多位于回盲部,小肠淋巴瘤仅次于腺癌和类癌,好发于回肠,表现为孤立病变或累及多段肠管。

【诊断标准】

1.临床表现

(1)腹痛:根据肿瘤部位和大小可表现为轻微腹痛,腹部不适或间断绞痛。

(2)便血、黑便。

(3)呕吐、腹胀、停止排气排便等肠梗阻症状。

(4)贫血、消瘦、乏力、营养不良等肿瘤消耗症状。

(5)黄疸:约 25％的十二指肠癌患者可出现黄疸。

(6)腹部包块,质硬,伴压痛,活动度好。

2.诊断要点

(1)腹痛、肠梗阻、消化道出血、腹部肿物等症状。

(2)查体可见贫血、消瘦、营养不良等肿瘤消耗表现,腹部查体偶可触及可移动的腹部肿物,质硬,常伴有压痛。

(3)全消化道造影,对小肠进行逐段检查,易于发现病变。

(4)纤维十二指肠镜,纤维小肠镜检查。

(5)血管造影:对以消化道出血为主要变现的富含血管的小肠肿瘤诊断有帮助。

(6)实验室检查:大便有血或潜血,血常规检查血红蛋白红细胞减少、贫血。

【治疗原则】

(1)行小肠恶性肿瘤根治切除术将肿瘤连同近肠管系膜及区域淋巴结一并整块切除。为清除区域淋巴结,小肠可做较广泛的切除,一般两端各距肿瘤不少于 10～15cm 为宜。

(2)如肿瘤已与周围组织浸润固定不宜切除时,短路(捷径分流)手术以缓解梗阻。

(3)十二指肠癌宜行胰十二指肠切除。

(4)术后根据情况给予化疗、放疗,以及中医中药治疗等。

(二)肠类癌

类癌是一种起源于 Liekerkuhn 隐窝颗粒细胞的低度恶性肿瘤,初起时肿瘤学行为表现为良性,后期表现为恶性肿瘤学行为,可发生肝脏、肺脏等远隔器官转移,以及一系列全身症状和体征。类癌好发于胃肠道,胃肠道中约 1/2 发生于阑尾,其他依次为小肠、直肠、十二指肠、胃、结肠和食道。肿瘤位于黏膜下,呈小的结节突向肠腔。类癌恶性肿瘤学行为发生率与肿瘤部位和大小有关,小于 1cm 的肿瘤转移发生率约 2％,1～2cm 的肿瘤转移发生率可达 50％,大于 2cm 的肿瘤转移发生率可达 80％～90％。类癌发生转移后出现一系列全身症状和体征时称为恶性或功能性类癌综合征。

【诊断标准】

1.临床表现

(1)十二指肠类癌:可有上腹痛、腹胀、呕吐等与胃癌相似症状,若生长于十二指肠乳头附近,可引起无痛性进行性黄疸等与壶腹癌相同的临床表现。

(2)小肠类癌:小肠类癌多见于回肠,特别是末端回肠,临床上可有慢性梗阻症状。末端回肠类癌可引起肠套叠,表现为间断腹部绞痛、右下腹或可触及包块。发生肝转移后可出现类癌综合征。表现为面色潮红、腹部绞痛、腹泻、哮喘、呼吸困难等症状。

(3)结肠类癌:大多位于盲肠或升结肠,小的肿瘤无症状,不易被发现。肿瘤增大后可有局部疼痛或可触及包块,此时大多有转移和类癌综合征表现。

(4)直肠类癌:直肠是胃肠类癌的常见部位,以单发为主。小的直肠类癌无症状,直肠指检偶然发现,长大破溃后可出现血便、里急后重等与直肠癌相似的临床表现。

2.诊断要点

(1)初起类癌多无症状,大多为偶然发现。随着肿瘤体积增大可出现肠梗阻、肠套叠、消化道出血等临床表现,查体可触及腹部肿物。

(2)肿瘤浸润或发生转移后出现类癌综合征,表现为面色潮红、腹部绞痛、腹泻、哮喘、呼吸困难等症状。

(3)实验室检查尿:5-羟吲哚乙酸(5-HIAA)测定:24小时尿内 HIAA＞25mg 为阳性,＞50mg 有确诊意义。血清 5-羟色胺(5-HT)测定:正常值 0.1～0.3μg/ml,类癌高达 0.5～3μg/ml。尿组织胺测定:类癌高达 4.5mg/24h 尿(正常值 23～90μg/24h 尿)。

(4)组织活检:通过纤维内镜或细针穿刺对可疑部位活检后进行病理诊断。

(5)腹部 B 超及 CT 检查有助于发现肝转移灶。

【治疗原则】

1.手术治疗

未发生转移者行局部切除即可。肿瘤肌层浸润应按恶性肿瘤行根治性切除。肝转移者应积极手术治疗,尽可能同时切除原发病变和转移灶,症状可明显缓解。

2.化疗

恶性类癌对于放疗及化疗均不敏感。行 5-氟尿嘧啶、链脲霉素、阿霉素联合应用可有一定疗效,但不持久。

3.对症治疗

(1)5-HT 合成抑制药:对氯苯丙氨酸可抑制色氨酸羟化酶,从而减少 5-HTP 和 5-HT 生成,有效地缓解恶心、呕吐、腹泻,减轻面颈潮红发作程度(但不能减少发作次数)。常用 3～4g/d,分 3～4 次给予。

(2)5-HT 拮抗药:①甲基麦角酰胺:6～24mg/d,口服。急性发作时可予 1～4mg 一次静脉注射,或用 10～20mg 加于 100～200ml 生理盐水中在 1～2 小时内静脉滴注,能较好地控制腹泻及支气管痉挛等类癌综合征。②赛庚啶:6～30mg/d,口服,疗效与甲基麦角酰胺相似,但控制潮红较后者为优。

(3)激肽释放酶抑制或对抗剂①抑肽酶:常用 2.5 万～12.5 万 U 静脉注射,24 小时内可达 250 万 U。②氨基己酸:先以 5g 静脉滴注,继以 1g/h 维持。

(4)少数病例,可试用抗组胺类药物,皮质类固醇激素及甲基多巴,后者可 250～500mg,1 次/(6～8)小时,有助于缓解腹泻。

4.生长抑素

能有效控制类癌综合征,并可使肿瘤缩小。150～500μg 皮下注射,2～3 次/日,可使症状在短期内迅速得到控制。

5.支持疗法

高营养、高热量饮食,补充维生素和蛋白质。

6.放射治疗

对骨转移所致的疼痛有效,总量 40～45Gy。

九、结肠癌

结肠癌是常见的恶性肿瘤之一,近年来,随着人民生活水平的不断提高、饮食习惯和饮食结构的改变及人口老龄化,我国结肠癌的发病率和死亡率均呈上升趋势。

【诊断标准】

1.临床表现

(1)症状:早期结直肠癌可无明显症状,病情发展到一定程度才出现下列症状。①排便习惯改变。②大便性状改变(变细、血便、黏液便等)。③腹痛或腹部不适。④腹部肿块。⑤肠梗阻。⑥贫血及全身症状如消瘦、乏力、低热。

(2)体征:需进行一般状况评价,触诊全身浅表淋巴结情况。腹部查体检查有无肠型、肠蠕动波、腹部肿块。直肠指检:凡疑似结直肠癌者必须常规做肛门直肠指诊。需了解肿瘤大小、质地、占肠壁周径的范围、基底部活动度、距肛缘的距离、肿瘤向肠外浸润状况、与周围脏器的关系等。观察指套是否血染。

(3)实验室检查:血常规了解有无贫血。尿常规观察有无血尿,结合泌尿系影像学检查了解肿瘤是否侵犯泌尿系统。大便常规应当查有无红细胞、脓细胞。粪便隐血试验对消化道少量出血的诊断有重要价值。生化检查了解肝肾功能。血清肿瘤标志物检测在诊断、治疗前、评价疗效、随访时非常重要,必须检测癌胚抗原(CEA)、CA19-9;建议检测 CA242、CA72-4;有肝转移患者建议检测 AFP;有卵巢转移患者建议检测 CA125。

(4)内镜检查:直肠镜和乙状结肠镜适用于病变位置较低的结直肠病变。所有疑似结直肠癌患者均推荐纤维结肠镜或电子结肠镜检查,并进行病理活检。但以下情况除外:一般状况不佳,难以耐受;急性腹膜炎、肠穿孔、腹腔内广泛粘连及完全性肠梗阻;肛周或严重肠道感染、放射性肠炎;妇女妊娠期和月经期。

(5)影像学检查

1)结肠钡剂灌肠检查:特别是气钡双重造影检查是诊断结直肠癌的重要手段。但疑有肠梗阻的患者应当谨慎选择。

2)B超:超声检查可了解患者有无复发转移。

3)CT 检查:其作用在于明确病变侵犯肠壁的深度,向壁外蔓延的范围和远处转移的部位。

4)MRI 检查:推荐以下情况首选 MRI 检查:直肠癌的术前分期;结直肠癌肝转移病灶的评价;怀疑腹膜及肝被膜下病灶。

5)PET-CT:不推荐常规使用,但对于常规检查无法明确的转移复发病灶可作为有效的辅助检查。

6)排泄性尿路造影:不推荐术前常规检查,仅适用于肿瘤较大可能侵及尿路的患者。

2.诊断要点

(1)本病诊断要点

1)排便习惯改变和大便带血,腹部隐痛或胀气,贫血、消瘦等全身消耗性症状。部分患者可触及腹部肿块。中晚期可出现急性或慢性肠梗阻表现。右半结肠癌以贫血、消瘦等表现为主,而左半结肠癌则以肿瘤梗阻表现更为突出。

2)腹部偶可触及质硬、表面不光滑、活动度小的肿块。

3)大便潜血为阳性,CEA 可升高。

4)钡剂灌肠可见结肠有充盈缺损、黏膜破坏、肠壁僵硬、肠腔狭窄等征象。

5)内镜检查和活检可明确诊断。

6)B超检查可初步了解有无腹部肿块及有无肝转移。

7)CT 扫描可明确病变侵犯肠壁的深度,向壁外蔓延的范围和远处转移的部位。必要时MRI 检查助诊。

(2)鉴别诊断要点:结肠癌应当主要与以下疾病进行鉴别。

1)溃疡性结肠炎:症状相似,纤维结肠镜检查及活检是有效的鉴别方法。

2)阑尾炎:回盲部癌可因局部疼痛和压痛而误诊为阑尾炎,特别是晚期回盲部癌,常诊断为阑尾脓肿,需注意鉴别。

3)肠结核:在好发部位在回肠末端、盲肠及升结肠。常见症状与结肠癌症状相似,但肠结核患者全身症状更加明显,如午后低热或不规则发热、盗汗、消瘦乏力。

4)结肠息肉:主要症状可以是便血,可有脓血样便,与结肠癌相似,钡剂灌肠检查可表现为充盈缺损,行纤维结肠镜检查并取活组织送病理检查是有效的鉴别方法。

5)血吸虫性肉芽肿:多见于流行区,目前已少见。结合血吸虫感染病史,粪便中虫卵检查,以及钡剂灌肠和纤维结肠镜检查及活检,与结肠癌进行鉴别。

6)阿米巴肉芽肿:可有肠梗阻症状或查体扪及腹部肿块与结肠癌相似。本病患者行粪便检查时可找到阿米巴滋养体及包囊,钡剂灌肠检查常可见巨大的单边缺损或圆形切迹。

【治疗原则】

(一)手术治疗

1.根治性切除术

本术适用于病变无远处转移者。

(1)右半结肠切除术:适用于盲肠、升结肠和结肠肝曲之肿瘤,切除范围应包括回肠末端、盲肠、升结肠肝区和部分横结肠,以及系膜、系膜供应血管根部周围的系膜淋巴结,成整块切除。

(2)左半结肠切除术:适用于结肠脾区、降结肠或乙状结肠之肿瘤。切除范围包括横结肠左半侧、降结肠和乙状结肠,以及系膜、系膜供应血管根部周围的系膜淋巴结,成整块切除。

2.姑息性切除术

(1)有周围脏器侵犯,肿瘤可完整切除时,可行联合脏器切除。

(2)有远处转移,但肿瘤局部尚未固定,可行肠切除吻合术或同时行转移灶切除。

(3)局部浸润粘连广泛,为预防或解除肠梗阻,可行造瘘或转流术。

（二）化疗

包括根治术后辅助化疗、可切除转移灶的新辅助化疗、晚期/转移性结肠癌化疗,局部/区域化疗。

（三）放疗

可用于转移性肿瘤(如肝、肺、骨)以控制肿瘤生长、改善症状。

（四）靶向药物治疗

用于晚期/转移性结肠癌治疗。

第五节　直肠、肛管疾病

一、痔

痔是一种常见病,是肛垫病理性肥大、下移,以及肛周皮下血管丛血液淤滞形成的团块儿。其中内痔以脱垂的程度分为 4 期:一期,只有出血无脱垂;二期,排便时痔脱出,但可自行还纳;三期,痔脱出后无法自行还纳,需手法还纳;四期,排便后即使以手还纳,但过后又复脱出者。而外痔则可分为静脉曲张性外痔、血栓性外痔及结缔组织性外痔。不同部位及程度的痔可表现为不同程度的出血、疼痛痔块脱出及肛门瘙痒等。

【诊断标准】

1.临床表现

（1）症状与体征

1)便血:无痛性少量便血,鲜红色,不与粪便相混杂或便后滴血,便后出血停止。

2)痔块脱出:排便时痔团脱出肛门外,数目不等,严重者呈环状脱出或需用手托回。

3)疼痛:单纯性内痔无疼痛,内痔合并炎症、静脉血栓形成和脱垂、嵌顿时可有不同程度的疼痛。

4)瘙痒:内痔常有分泌物流出,刺激肛门周围皮肤,出现瘙痒。

5)血栓性外痔时患者肛门出现暗紫色卵圆形肿块伴较重的疼痛,活动及排便时加重。肛诊可及较硬,触痛包块。

（2）辅助检查

1)肛门视诊:可见脱出的内痔,包括大小、数量。

2)直肠指诊:无血栓或纤维化的内痔不易扪出,但需除外直肠内其他病变。

3)肛门镜检:除外直肠内其他疾患,明确痔核的部位、大小与数目。

2.诊断要点

结合上述的临床表现及辅助检查结果通常可做出正确判断。但痔通常为便后坠胀及不同程度的胀痛,如为排便时刀割样疼痛需除外有肛裂的存在,排便习惯改变及大便形状改变、便频、里急后重、便中带黏液等需警惕肠道肿瘤存在的可能性,此时应考虑行结肠镜检查。

【治疗原则】

需要强调的是无症状的痔无须治疗,而有症状的痔也仅仅是不同程度地尽可能缓解存在的症状,根除的办法一般不妥。

1.一般性治疗

保持大便定时,软便,热水坐浴,肛门内使用消炎止痛、保护黏膜减轻水肿的栓剂。痔脱垂并有水肿及感染者,一般先行非手术疗法,适当应用镇静止痛药物,脱出的痔应尽可能尽早还纳。

2.硬化剂注射

适用无并发症的内痔,有炎症、溃疡、血栓形成者忌用,可分为经肛门镜硬化剂注射法及局麻下扩肛后硬化剂注射疗法2种。

3.液氮冷冻

液氮低温达−196℃,通过探头与痔块接触治疗,使痔组织冻结坏死、脱落而痊愈。

4.红外线照射疗法

通过红外线照射,产生黏膜下纤维化,减轻脱垂。

5.激光切除。

6.手术治疗

(1)结扎法:在痔块深部贯穿结扎,使痔块缺血脱落。

(2)胶圈套扎疗法:以二期及三期的内痔最适宜,以胶圈套扎于痔核基底部,使痔缺血、坏死、脱落而痊愈。

(3)手术切除:适于反复脱出,症状较重的内痔及混合痔。可采用外剥内扎术。目前根据肛垫下移学说,对二期反复出血及三期以上痔可考虑行经吻合器法的直肠黏膜环形切除(PpH)或经肛双吻合器直肠切除术(STARR)手术,主要是恢复肛垫的原有尺寸及位置并固定,阻断部分痔静脉血流,从而达到治疗效果,该法最大优点为痛苦少、恢复快、创伤小、不良反应小。

(4)血栓性外痔急性期(1～3天)在局麻下切开,取血栓减压,尔后每日换药并坐浴(高锰酸钾液)。较轻或非急性期以热敷、热水坐浴为主。

二、肛瘘

肛瘘是肛管或直肠与会阴皮肤相通的慢性感染性窦道,多由肛周脓肿破溃或引流后未完全愈合而形成。由两端的1个或多个内口、外口及中间的1个或多个炎性肉芽组织窦道组成。内口多位于齿线处,也可位于直肠。由炎性肠病等引起的肛瘘为特异性肛瘘,其余由普通感染所导致的则为非特异性肛瘘。按瘘管内外口及瘘管本身数量、位置及形状的不同可将肛瘘分为单口瘘、内外瘘、高位瘘、低位瘘、直瘘、弯瘘、马蹄型瘘、单纯瘘及复杂瘘等。临床经常被引用的Parks分类为括约肌间瘘、经括约肌瘘(高位或低位)、括约肌上瘘(高位)及括约肌外瘘(肛管直肠瘘)。其中以单纯低位直瘘较多见。

【诊断标准】

1.临床表现

(1)症状与体征

1)多有肛管直肠周围感染或肛旁脓肿病史。

2)肛周反复肿胀、疼痛、流脓或有分泌物,瘙痒感。肛旁皮肤瘘口有脓性分泌物或粪渣溢出,也可短时间封闭后再次破溃,外口闭合后局部可有红、肿、痛等炎症反应。

3)肛周可见 1 个或多个外口及肉芽组织。沿外口向肛门皮下可触及条索状物或硬结,挤压可有轻微疼痛,外口有分泌物溢出。

4)以探针自外口轻轻插入,经瘘管可能达内口处。

(2)辅助检查

1)直肠指诊:可触及硬索条状瘘管,有时能扪及内口。

2)探针检查:一般不用于诊断,容易穿破管壁,造成假道。

3)X 线造影:以碘油行窦道造影,可协助明确复杂瘘的瘘管走行和内口的位置。

2.诊断要点

结合上述临床表现及辅助检查通常可做出正确判断,但需问清是否有炎性肠病等病史以确定是否有特异性肛瘘存在,从而为治疗做好充分准备。

【治疗原则】

1.非手术治疗

包括局部理疗、热水坐浴,只适合脓肿形成初期和术前准备。

2.手术治疗

(1)挂线疗法:用于单纯性高位肛瘘,手术在局麻下进行,先明确瘘管与括约肌的关系,然后再挂线。

(2)瘘管切开术:用于单纯性低位肛瘘,手术在骶麻或局麻下进行,将瘘管全部切开,切除瘢痕组织,通畅引流。

(3)肛瘘切除术:用于单纯性低位肛瘘,将瘘管全部切除直至正常组织。切除肛瘘后遗留的创面,一般以开放换药为原则。简单的表浅性低位肛瘘,切除瘘管后可考虑将创口一期缝合。

对于复杂性肛瘘,须合并应用几种手术方法,如先使之成为单纯性肛瘘,再用挂线法处理。

三、肛裂

肛裂为肛管的纵行小溃疡性裂口。男性青壮年患者较多见。常由于解剖因素、外伤、慢性便秘、腹泻、感染等因素所造成。急性早期肛瘘为较浅新鲜的裂口,而慢性长期的肛瘘则可见纤维组织瘢痕形成处的裂口,常较深不易愈合。慢性肛瘘可表现为典型的肛裂三联征,即肛乳头肥大、肛裂及前哨痔。

【诊断标准】

1.临床表现

(1)症状与体征。

1)疼痛:排便时剧烈疼痛,也常有便后由于内括约肌痉挛又产生剧痛。

2)便秘:患者因肛门疼痛不愿意排便,引起便秘,形成恶性循环。

3)出血:排便使肛裂创面受损而引起出血,附着在粪便表面或卫生纸上,为鲜红色。

(2)辅助检查。

1)肛门视诊:将肛门周围皮肤向两侧分开,肛门见一椭圆形或梭形肛管皮肤的溃疡创面,多为后正中位,其下缘可有皮垂,即"哨兵痔"。溃疡内侧可有肛乳头肥大,检查时可感到外括约肌痉挛。

2)肛门指诊:明确肛裂后,不宜再行指诊或肛门镜检查,以免引起剧痛。

2.诊断要点

肛裂常好发于肛管的正后方,也有一部分人可见肛管正前方的肛裂。但应注意发生于侧方的或不止 1 个的肛裂应认真检查,以除外直肠癌、炎性肠病、结核、肛管癌及梅毒性溃疡等,必要时应做活检。

【治疗原则】

1.非手术治疗

(1)保持大便通畅,口服缓泻药,纠正便秘的发生。

(2)局部热水坐浴,保持局部清洁。

(3)局麻下扩张肛管,去除括约肌痉挛。

(4)必要时给予镇静药或镇痛药止痛。

2.手术治疗

(1)肛裂切除术:在局麻或腰麻下,全部切除前哨痔、肥大的肛乳头、肛裂及周围不健康组织,必要时垂直切断部分外括约肌。

(2)内括约肌侧方切断术:在局麻下行侧位内括约肌或侧位皮下内括约肌切断术,解除由内括约肌痉挛引起的疼痛。

四、肛管、直肠周围脓肿

直肠肛管周围脓肿是指直肠肛管周围软组织内或其周围间隙发生的急性化脓性感染,并形成脓肿。肛周脓肿是肛肠疾病中的常见病,发病率较高,仅次于痔。发病高峰年龄在 20～40 岁,男性多于女性。肛周脓肿是肛腺受细菌感染后在肛门周围软组织引起的化脓性疾患。这些脓肿通常发生在直肠周围的各个间隙,并最终在肛门附近的体表形成肛管或直肠下段与会阴部皮肤相通的肉芽肿性管道,称为肛瘘。目前认为这种非特异性肛门周围脓肿和肛瘘是一个疾病发展的两个阶段:肛周脓肿是肛瘘的早期阶段,是急性发作期;肛瘘是肛周脓肿的后期,是炎症的慢性化阶段。

【病因和病理】

肛周脓肿是肠道细菌感染的结果,致病细菌的种类常是葡萄球状菌、链球菌及大肠埃希菌、魏氏梭形芽胞杆菌和其他厌氧菌,多为两种以上的混合感染。肛隐窝腺体感染学说的理论已被广泛接受,认为肛腺在肛门周围脓肿和肛瘘的病因方面扮演重要角色。位于齿线的开口于肛窦的肛腺有 6～8 个,腺管向外下方伸展于黏膜下层,有一部分腺管穿过内括约肌。由于肛窦内容易积存肠道细菌,是容易造成感染的条件。感染由肛腺管进入肛腺,并通过腺体的走行方向和穿行范围向周围扩散到肛管直肠周围间隙,形成各种不同部位的脓肿;肠道细菌通过肛腺引起括约肌间隙感染,这是一个始发病灶,向下沿向下走行的纵肌纤维引起低位括约肌间脓肿;向上沿向上走行的纵肌纤维引起高位括约肌间脓肿;向后,感染灶可以穿过肛管后部薄弱的 Minor 三角形水平位间隙形成肛门后部脓肿;并且可以在 Courtney 间隙形成深部脓肿,由于脓肿张力的关系,可向一侧或两侧坐骨直肠窝扩散而形成单侧或双侧坐骨直肠窝脓肿。以肛提肌为界将直肠肛管周围脓肿分为肛提肌下部脓肿和肛提肌上部脓肿:前者包括肛门周围脓肿、坐骨直肠间隙脓肿;后者包括骨盆直肠间隙脓肿、直肠后间隙脓肿、高位肌间脓肿、肛门周围脓肿。

直肠肛管周围脓肿也可继发于肛周皮肤感染、损伤、肛裂、内痔、药物注射、骶尾骨骨髓炎等。克罗恩病、溃疡性结肠炎及血液病患者易并发直肠肛管周围脓肿。

【临床表现】

肛周脓肿初发时只感到肛门直肠周围有一局限性肿硬区,疼痛轻。很快疼痛加重,肛周肿胀明显,皮肤潮红并有压痛。很少有波动感。若脓肿较大,可引发全身症状:轻则不适发热,重则恶寒高热,很快形成脓肿。由于脓肿的位置不同,临床表现也不尽一致。

1.低位肌间脓肿

最常见,全身症状轻微,局部疼痛显著,甚至有搏动性疼痛,红肿较局限,触痛明显,可有波动感。自溃或切开形成低位肛瘘。

2.坐骨肛管间隙脓肿

又称坐骨直肠窝脓肿,是肛提肌以下最深最大的脓肿,较常见。多是肌间感染引发肛管后部的 Courtney 间隙感染向单侧或双侧坐骨直肠窝扩散形成;也可能是低位肌间脓肿沿联合纵肌纤维组织伸入外括约肌的纤维间隔蔓延而形成。由于坐骨直肠间隙较大,形成的脓肿亦较大而深,容量为 $60\sim90ml$。发病时患侧出现持续性胀痛,逐渐加重,继而为持续性跳痛,坐立不安,排便或行走时疼痛加剧,可有排尿困难和里急后重;全身感染症状明显,如头痛、乏力、发热、食欲缺乏、恶心、寒战等。早期局部体征不明显,以后出现肛门患侧红肿,双臀不对称;局部触诊或直肠指检时患侧有深压痛,甚至波动感。如不及时切开,脓肿多向下穿入肛管周围间隙,再由皮肤穿出,形成弯曲瘘,有时形成蹄铁形瘘。

3.骨盆直肠间隙脓肿

又称骨盆直肠窝脓肿,较为少见,但很重要。脓肿位于肛提肌以上,顶部为盆腔腹膜,位置深,属高位肌间脓肿。多由肛腺脓肿或坐骨直肠间隙脓肿向上穿破肛提肌进入骨盆直肠间隙引起,也可由直肠炎、直肠溃疡、直肠外伤所引起。由于此间隙位置较深,空间较大,引起的全身症状较重而局部症状不明显。早期就有全身中毒症状,如发热、寒战、全身疲倦等不适。局部表现为直肠坠胀感,便意不尽,排便时尤感不适,常伴排尿困难。会阴部检查多无异常,直肠指诊可觉直肠内灼热,直肠壁饱满隆起,有压痛和波动感。可形成高位肌间肛瘘,脓肿偶可向肠腔破溃形成内瘘。诊断主要靠穿刺抽脓,经直肠以手指定位,从肛门周围皮肤进针。必要时做肛管超声检查或 CT 检查证实。

4.直肠后脓肿

少见。亦由肛窦和肛腺感染引起,括约肌间脓肿、直肠损伤、直肠狭窄、直肠炎、骶骨和尾骨炎症也可引起。以全身症状为主:畏寒、发热、乏力、食欲缺乏。直肠内常有重坠感,骶尾部有酸痛并放散至股部后方。指检发现尾骨与肛门之间有深压痛,直肠后壁隆起并有波动。

5.直肠黏膜下脓肿

位于直肠黏膜和肌层间结缔组织内,少见。一般较小,多位于直肠下部后方或侧方。肛门内有沉重坠胀感,排便、行走时加重。指检可及直肠壁上卵圆形隆起,有触痛。破溃形成内瘘。

【诊断】

依据症状和体征诊断并不困难。

【治疗】

1.非手术治疗

①抗生素治疗,选用对革兰阴性杆菌有效的抗生素;②温水坐浴;③局部理疗;④口服缓泻药或液状石蜡以减轻排便时疼痛。

2.手术治疗

脓肿切开引流是治疗直肠肛管周围脓肿的主要方法,一旦诊断明确,即应切开引流。手术方式因脓肿的部位不同而异。①肛门周围脓肿切开引流术在局麻下就可进行,在波动最明显处做与肛门呈放射状切口,无须填塞以保证引流通畅。②坐骨肛管间隙脓肿要在腰麻或骶管麻醉下进行,在压痛明显处用粗针头先做穿刺,抽出脓液后,在该处做一平行于肛缘的弧形切口,切口要够长,可用手指探查脓腔。切口应距离肛缘3~5cm,以免损伤括约肌。应置管或放置油纱布条引流。③骨盆直肠间隙脓肿切开引流术要在腰麻或全麻下进行,切开部位因脓肿来源不同而不同,脓肿向肠腔突出,手指在直肠内可触及波动,应在肛镜下行相应部位直肠壁切开引流,切缘用肠线缝扎止血;若经坐骨直肠间隙引流,日后易出现肛门括约肌外瘘。源于经括约肌肛瘘感染者,引流方式与坐骨肛管间隙脓肿相同,只是手术切稍偏肛门后外侧,示指在直肠内做引导,穿刺抽出脓液后,切开皮肤、皮下组织,改用止血钳分离,当止血钳触及肛提肌时,则遇到阻力,在示指引导下,稍用力即可穿破肛提肌达脓腔。若经直肠壁切开引流,易导致难以治疗的肛管括约肌上瘘。其他部位的脓肿,若位置较低,在肛周皮肤上直接切开引流;若位置较高,则应在肛镜下切开直肠壁引流。

五、直肠癌

直肠癌是发生在直肠乙状结肠交界至齿状线之间的上皮来源恶性肿瘤,是常见的消化道肿瘤。中国人直肠癌具有3个流行病学特点:①直肠癌比结肠癌发生率高,约1.5∶1;②低位直肠癌所占的比例高,直肠指诊可触及绝大多数癌肿;③青年人直肠癌比例高。直肠癌根治性切除术后总的5年生存率在60%左右,早期直肠癌术后的5年生存率为80%~90%。

【病因与病理】

(一)病因

直肠癌的发病原因尚不清楚,目前认为是由环境、饮食、生活习惯等因素与遗传因素协同作用的结果。常见诱因包括高脂低纤维饮食,缺乏某些微量元素,吸烟饮酒等不良生活习惯,肥胖,心理精神因素等。

(二)病理

1.大体形态分型

分为溃疡型、肿块型、浸润型。

(1)溃疡型:多见,占50%以上,圆形或卵圆形,中心凹陷,边缘凸起,向周围浸润生长。早期易出血,此型分化程度低,易早期转移。

(2)肿块型:亦称髓样癌、菜花形癌。向肠腔内生长,分化程度高,向周围浸润小,预后较好。

(3)浸润型癌:亦称硬癌或狭窄型癌。癌肿环肠壁浸润,有显著的纤维组织反应,易引起肠腔狭窄和梗阻,分化程度低,转移早而预后差。

2.组织学分类

(1)腺癌:占大多数,癌细胞排列成腺管状结构或腺泡状,依分化程度可分为1、2、3级。3级分化最差,细胞排列呈片状或索条状。

(2)黏液癌:由分泌黏液的癌细胞构成,癌组织内有大量黏液为其特征,恶性度较高。

(3)未分化癌:癌细胞较小,呈圆形或不规则形,排列不规则,浸润明显,容易侵入小血管和淋巴管,预后差。

(4)印戒型细胞癌:由弥散成片的印戒细胞构成,胞核深染,偏于胞质一侧,似戒指样,恶性程度高,预后差。

从外科治疗的角度,临床上将直肠癌分为低位直肠癌(距齿状线 5cm 以内);中位直肠癌(距齿状线 5~10cm);高位直肠癌(距齿状线 10cm 以上)。此分类对直肠癌根治手术方式的选择有重要的参考价值。

【临床表现】

直肠癌主要的临床表现为便血及排便习惯改变,多呈鲜血或暗红色血便,与大便不混合,可含有血块和坏死组织,伴大便变细。排便次数增加,甚至每日数十次之多,可伴有排便困难、肛门坠胀感及排便不尽感。晚期因侵犯骶前神经可出现骶尾部剧烈持续性疼痛。癌肿侵犯前列腺、膀胱,可出现尿频、尿痛、血尿。晚期出现肝转移时可有腹腔积液、肝大、黄疸、贫血、消瘦、水肿、恶病质等。

【诊断】

根据病史、体检、影像学和内镜检查不难做出临床诊断,准确率亦可达95％以上。多数患者常有不同程度的延误诊断,包括患者对便血、大便习惯改变等症状不够重视,也有医生警惕性不高的原因。具有可疑临床表现者均应考虑直肠癌可能,需进行进一步检查。

直肠癌的筛查应遵循由简到繁的步骤进行。

1.便隐血试验

简便、快速,可作为大规模普查或对高危人群作为结、直肠癌的初筛手段。阳性者再做进一步检查。每年1次便隐血试验检查可将直肠癌病死率降低33％。

2.直肠指诊

是诊断直肠癌最重要的方法,约 80％的直肠癌患者于就诊时可通过自然直肠指检被发现。可触及质硬凹凸不平包块,晚期可触及肠腔狭窄,包块固定,指套血染。当患者出现便血、大便习惯改变、大便性状改变等情况时,均应行直肠指诊。指诊可了解癌肿部位、距肛缘的距离、癌肿的大小、范围、固定程度、与周围脏器的关系等。

3.内镜检查

包括直肠镜、乙状结肠镜和纤维结肠镜检查,门诊常规检查时可用直肠镜或乙状结肠镜检查,操作简便、不需肠道准备,但在明确直肠癌诊断需手术治疗时应行纤维结肠镜检查,除外多发癌可能。肠镜可直观显示肿瘤大小、形状、部位,并可取病理活检行组织学检查。

4.影像学检查

(1)钡剂灌肠检查:是结、直肠癌最简单安全的常规检查方法,对结、直肠癌诊断和早期发现有重要意义,可用以排除结、直肠多发癌和息肉病,但若要得到最终的明确诊断,仍需结肠镜检查。

(2)腔内 B 超检查:用腔内超声探头可检测癌肿浸润肠壁的深度及有无侵犯邻近脏器,内镜超声逐步在临床开展应用,可在术前对直肠癌进行术前分期,指导肿瘤及肿大淋巴结活检,还能够评价治疗效果和随访。

(3)MRI 检查:具有多方位扫描和三维成像,软组织分辨率高,无离子辐射等优点,近年来随着快速屏气序列的开发、躯体与盆腔程控线圈的发展,解决了扫描时间长等缺点,MRI 可显示肿瘤在肠壁内的浸润深度及肿瘤与周围组织器官的关系,对直肠癌的诊断及术前分期有重要价值。

(4)CT 检查:不作为直肠癌诊断的首选检查,主要目的是对已知肿瘤进行分期,作为选择治疗方案的依据,可以了解直肠癌盆腔内扩散情况,有无侵犯膀胱、子宫及盆壁,是术前常用的检查方法,能对术后有无肿瘤残留、复发和转移提供客观信息。腹部 CT 扫描还可了解有无肝转移及腹主动脉旁淋巴结肿大。CT 仿真肠镜能够以内镜图像为主的多种形式直观显示病灶的三维形态以及毗邻关系,但对肠道清洁度要求较高,对于扁平病变及炎症性病变存在局限性。

(5)正电子发射计算机断层显像检查(PET-CT):针对病程较长、肿瘤固定的患者,为排除远处转移及评价手术价值时,有条件者可进行 PET-CT 检查。该检查可发现肿瘤以外的高代谢区域,了解有无远处转移,有助于制订治疗方案。

(6)腹部 B 超检查:由于直肠癌确诊时有 10%～15%同时存在肝转移,腹部 B 超或 CT 检查应列为常规。

5.肿瘤标志物

目前公认的在大肠癌诊断和术后监测有意义的肿瘤标志物是癌胚抗原(CEA)。ASCO专家不建议 CEA 用作筛查手段,主要应用于结、直肠癌的治疗、辅助预后判断、监测复发、评价治疗应答等方面。其他常用肿瘤标志物包括 CA199、CA724、CA50 及 TPA。多种肿瘤标志物联合检测可提高诊断的敏感性。

6.其他检查

伴有腹股沟淋巴结肿大的患者,可行淋巴结活检。癌肿位于直肠前壁的女性患者应做阴道检查及双合诊检查。男性患者有泌尿系症状时应行膀胱镜检查,除外泌尿系统受侵。

【治疗】

直肠癌的治疗目前以综合治疗为主,手术切除仍是直肠癌的主要治疗方法。

(一)手术治疗

如无手术禁忌证,应尽早施行直肠癌根治术,切除的范围包括癌肿、足够的两端肠段、已受侵的全部或部分邻近器官、可疑受侵的组织及全直肠系膜。如不能进行根治性切除时,亦应进行姑息性切除,缓解症状。能切除的肝转移癌应同时切除。

手术方式的选择应结合癌肿所在部位、大小、活动度、细胞分化程度以及术前的排便控制能力等因素综合考虑。临床病理学研究提示,直肠癌向远端肠壁浸润的范围较小,只有不足3%向远端浸润超过2cm。

1.局部切除术

适用于早期、瘤体小、局限于黏膜或黏膜下层、分化程度高的直肠癌。手术方式主要有:经肛局部切除术和经后径路局部切除术。

2.腹会阴联合直肠癌根治术(Miles手术)

适用于直肠下1/3段直肠癌,直肠癌术后复发。切除范围包括乙状结肠远端、全部直肠、肠系膜下动脉及其区域淋巴结、全直肠系膜、肛提肌、坐骨直肠窝内脂肪、肛管及肛门周围3～5cm的皮肤、皮下组织及全部肛门括约肌,同时行永久性乙状结肠单腔造口。

3.直肠低位前切除术(Dixon手术)

应用最多的直肠癌根治术,适用于距齿状线5cm以上的直肠癌,亦有更近距离的直肠癌行Dixon手术的报道,但以根治性切除为前提,要求远端切缘距癌肿下缘2cm以上。若吻合口过于接近齿状线,术后患者一段时间出现便次增多,控便功能较差。

4.经腹直肠癌切除、近端造口、远端封闭手术(Hartmann手术)

适用于全身情况差,不能耐受Miles手术或急性梗阻不宜行Dixon手术的直肠癌患者。

5.腹腔镜下直肠癌手术

具有创伤小、恢复快的优点,在肿瘤根治程度上可达到与开腹手术相同的效果。但对淋巴结清扫,周围被侵犯脏器的处理尚有争议。

6.联合脏器切除

直肠癌侵犯子宫时,可一并切除子宫,称为后盆腔脏器清扫;直肠癌侵犯膀胱,行直肠和膀胱(男性)或直肠、子宫和膀胱切除时,称为全盆腔清扫。

晚期直肠癌,当患者发生排便困难或肠梗阻时,可行乙状结肠双腔造口,缓解梗阻,改善症状。

(二)放射治疗

作为手术切除的辅助疗法可提高疗效。术前的新辅助放疗可以降低肿瘤分期、提高手术切除率,降低术后复发率。术后辅助放疗仅适用于晚期患者、手术未根治或术后局部复发的患者。

(三)化疗

化疗是直肠癌综合治疗的重要组成部分,是防治远处转移的主要手段。直肠癌的辅助化疗以氟尿嘧啶为基础用药。给药途径有动脉灌注、肝门静脉给药、静脉给药、术后腹腔置管灌注给药及温热灌注化疗等,其中以静脉化疗为主。应依据患者的情况、个人的治疗经验制定化疗方案。目前一线联合化疗药物的组成主要有3个方案。①FOLFOX方案:奥沙利铂＋亚叶酸钙(CF)＋氟尿嘧啶,化疗第1天静脉滴注,后氟尿嘧啶持续48h滴注,每2周重复,共10～12个疗程。②XELOX方案:奥沙利铂和Xeloda的联合用药方案,Xeloda连服2周,停1周再重复,共6～8个疗程。③MAYO方案:由氟尿嘧啶和CF配伍联合应用。经多中心大样本的临床研究表明,辅助化疗能明显提高直肠癌的5年生存率。

第六节　肝胆胰疾病

一、肝疾病

(一)原发性肝癌

原发性肝癌是我国常见的恶性肿瘤之一。发病中位年龄为 40～50 岁,男性多于女性。近年来发病率有增高趋势,我国肝癌年死亡率占肿瘤死亡率的第二位。

【病因和病理】

原发性肝癌的病因和发病机制尚不完全清楚。目前认为与肝硬化、肝炎病毒感染、黄曲霉素及其他有害食物(富含亚硝胺类)等化学致癌物质有关。

原发性肝癌的大体病理形态分三型:结节型、巨块型和弥散型。结节型最多见,常伴有肝硬化。巨块型常为单发,也可由众多密集结节融合而成,其肝硬化程度往往较轻。弥散型最少见,全肝满布无数灰白色点状结节,外观难与肝硬化区分。现在新分类法按肿瘤大小可分为:微小肝癌(直径≤2cm),小肝癌(2～5cm),大肝癌(5～10cm)和巨大肝癌(>10cm)。从病理学上可分为三类:肝细胞型、胆管细胞型和混合型。我国绝大多数原发性肝癌为肝细胞癌(约占 91.5%)。

原发性肝癌极易侵犯门静脉分支,癌栓脱落由门静脉系统在肝内播散,甚至因阻塞门静脉主干而导致门静脉高压症。肝外血行转移最多见的是肺,其次为骨、脑等。淋巴转移至肝门淋巴结最多,其次为胰周、腹膜后、主动脉旁及锁骨上淋巴结。此外,直接蔓延至邻近器官如胆囊、结肠、胃以及腹腔内种植性转移也不少见。

【临床表现】

原发性肝癌早期症状不典型,病程发展较迅速,出现典型症状和体征常已是疾病中、晚期。常见临床表现为:

1.肝区疼痛

大部分患者以此为首发症状。多为持续性钝痛、刺痛或胀痛,主要由于肿瘤增长迅速使肝包膜张力增加所致,以夜间或劳累后加重。如肿瘤位于肝右叶顶部,累及横膈,疼痛可牵涉至右肩背部。如突发右上腹剧痛、腹膜刺激征和休克,则多有肝癌破裂出血可能。

2.肝大

为中、晚期肝癌最常见的主要体征。出现进行性不对称性肿大,质地坚硬、压痛,边缘不规则,表面不平呈大小结节或巨块。肿瘤可使膈肌抬高,肝浊音界上移。常因患者无意扪及右上腹肿大包块来院就诊,而成为肝癌首发症状。

3.黄疸

一般在肿瘤晚期出现,常因肝细胞受损害,或由肿块压迫或侵犯肝门附近胆管,或癌组织和血块脱落引起胆道梗阻所致。

4.全身和消化道症状

主要表现为乏力、食欲减退、腹胀、恶心、呕吐、腹泻等。晚期出现发热、消瘦、贫血、腹腔积液、下肢水肿、皮下出血等表现。有少数患者由于癌本身代谢异常,出现伴癌综合征,以自发性低血糖症、红细胞增多症较常见,其他还可有高血钙、高血脂、高胆固醇血症等。

5.转移灶表现

如发生肺、骨、脑等转移,可出现相应临床症状。

原发性肝癌并发症,主要是肝性脑病、上消化道出血、癌肿破裂出血及继发感染。

【辅助检查】

肝癌一旦出现典型症状,诊断不困难,但已非早期。因此,凡有肝病史的中年以上患者,如出现原因不明的肝区疼痛、消瘦、进行性肝大者,应及时做详细检查。

1.肝癌血清标志物检测

(1)血清甲胎蛋白(AFP)测定:对诊断肝细胞癌有相对的专一性。目前多用放射免疫法(RIA)或 AFP 单克隆抗体酶免疫(EIA)快速测定法检测。放射性免疫法测定持续血清 AFP≥400μg/L,并能排除妊娠、活动性肝病、生殖腺胚胎源性肿瘤等,即可考虑肝癌的诊断。临床上约 30% 肝癌患者 AFP 为阴性,如同时检测 AFP 异质体,可使肝癌的诊断率提高。

(2)血液酶学及其他肿瘤标志物检查:肝癌患者血清中 γ-谷氨酰转肽酶及其同工酶、异常凝血酶原(APT)、碱性磷酸酶、乳酸脱氢酶同工酶等可高于正常。但由于缺乏特异性,多作为辅助诊断,与 AFP、AFP 异质体等联合检测,结合 AFP 分析,有助于提高肝癌的确诊率。

2.影像学检查

(1)超声检查:为首选影像学检查。分辨率高的 B 型超声显像仪可显示肿瘤的大小、形态、所在部位以及肝静脉或门静脉有无癌栓等,能发现直径 1.0cm 左右的微小癌灶,常作为高发人群的普查工具。彩色多普勒血流成像可分析测定进出肿瘤的血液流量,有助于鉴别肿瘤性质,如肝血管瘤及转移性肝癌等。

(2)CT 检查:具有较高的分辨率,对肝癌的诊断符合率可达 90% 以上,可检出直径 1.0cm 左右的微小癌灶。应用动态增强扫描可提高分辨率并有助于鉴别血管瘤。应用 CT 动态扫描与动脉造影相结合的 CT 血管造影(CTA),可提高小肝癌的检出率。

(3)磁共振成像(MRI):对良、恶性肝内占位病变,尤其与血管瘤的鉴别优于 CT,并可进行肝血管和胆道的重建成像,可显示这些管腔内有无癌栓。可协助医生设计手术方式。

(4)选择性腹腔动脉或肝动脉造影检查:属于创伤性检查,常用于血供丰富的肿瘤检查及小肝癌的定位诊断,当上述检查确诊困难时才考虑采用。

(5)放射性核素肝扫描:放射性核素肝扫描,不易发现直径小于 3cm 的肿瘤。放射性核素发射计算机体层扫描(ECT)可提高诊断符合率,能分辨 1~2cm 的病变。

肝穿刺活检多采用在 B 超引导下行细针穿刺细胞学检查,适用于经过各种检查仍不能确诊,但又高度怀疑或已不适合手术而需定性诊断以指导下一步治疗者。必要时还可行微创腹腔镜检查或剖腹探查。

【诊断与鉴别诊断】

对原发性肝癌的临床诊断及对普查发现的亚临床肝癌的诊断可参考以下标准执行:

1.非侵入性诊断标准

常依据实验室血清学检查和影像学检查。

(1)影像学标准:两种以上影像学检查均显示有>2cm的肝癌特征性占位性病变。

(2)影像学结合 AFP 标准:一种影像学检查显示有>2cm的肝癌特征性占位病变,同时伴有 AFP≥400μg/L(排除妊娠、生殖系胚胎源性肿瘤、活动性肝炎及转移性肝癌)。

2.组织学诊断标准

肝组织学活体病理检查证实原发性肝癌。对影像学尚不能确定诊断的≤2cm的肝内结节,可通过肝穿刺活检以证实原发性肝癌的组织学特征。

3.鉴别诊断

原发性肝癌主要应与肝硬化、继发性肝癌、肝良胜肿瘤、肝脓肿相鉴别。其中继发性肝癌较原发性更为多见,多经血液、淋巴转移或直接浸润肝脏,病情进展相对较缓,AFP 阴性;B 超显示肝内多个大小相近的类圆形结节,但无肝硬化征象。继发性肝癌一般可在肝外找到原发癌灶。

【治疗】

定期筛查、早期诊断、综合治疗是提高疗效的关键。早期手术切除仍是目前首选的、最有效的治疗方法。

1.外科治疗

(1)常规外科手术切除治疗手术适应证:①患者全身状况较好,无明显心、肺、肾等重要脏器器质性病变;②肝功能正常,或肝功能分级属于 A 级,或经短期护肝治疗后,肝功能可从 B 级恢复到 A 级;③癌肿局限,常位于某一肝叶内,尚未侵犯肝门及下腔静脉;④无肺、脑等转移。

根治性肝切除术适应证:①单发的微小肝癌;②单发的小肝癌;③单发的向肝外生长的大肝癌或巨大肝癌,表面较光滑,周围界限较清楚,受肿瘤破坏的肝组织少于 30%;④多发性肿瘤,肿瘤结节小于 3 个,且局限在肝的一段或一叶内。

姑息性肝切除术适应证:①局限于相邻 2~3 个肝段或半肝内的 3~5 个以内的多发性肿瘤;②左半肝或右半肝的大肝癌或巨大肝癌,边界较清楚,第一、二肝门未受侵犯;③位于肝中央区的大肝癌,无瘤肝组织代偿性增大,达全肝的 50%以上;④Ⅰ或Ⅳ段的大肝癌或巨大肝癌;⑤肝门部有淋巴结转移者,如原发肿瘤可切除,应做肿瘤切除,同时进行肝门部淋巴结清扫,淋巴结难以清扫者,术后可进行放射治疗;⑥周围脏器受侵犯,如原发肿瘤可切除,则将受侵犯脏器一并切除;远处脏器单发转移性肿瘤,可同时做原发肝癌切除和转移瘤切除。

(2)对不能切除的肝癌的外科治疗:可根据术中具体情况,分别采用肝动脉结扎、肝动脉栓塞、肝动脉置泵灌注化疗、射频、液氮冷冻、微波热凝、激光气化等治疗。

(3)术后复发肝癌的外科治疗:术后对患者定期随诊,监测 AFP 及 B 超等影像学检查,早期发现复发,如患者一般情况良好、肝功能正常、病灶局限,可施行再次切除。

(4)肝癌破裂出血的外科治疗:可行肝动脉结扎或动脉栓塞术,也可做射频或冷冻治疗,或仅做填塞止血。如全身情况较好、病变局限、技术条件允许,可行急诊肝叶切除术。对于出血量小,患者生命体征平稳,而估计肿瘤不可切除者,可在严密观察下输血、应用止血药物等非手术治疗。

原发性肝癌为肝移植手术指征之一,但目前临床应用及远期疗效尚不理想。

2.B超引导下经皮穿刺肿瘤行射频、微波或注射无水乙醇治疗及体外高能超声聚焦疗法

适用于瘤体较小,但不能或不宜手术切除者,特别是肝切除术后早期肿瘤复发者,有些患者可获得较好治疗效果。

3.化学药物治疗

原则上不做全身化疗。剖腹探查发现肿瘤无法切除,或作为肿瘤姑息切除的后续治疗,可行肝动脉和(或)门静脉插管置泵做区域化疗栓塞;对未经手术而估计不能切除者,可行放射介入治疗。常用化疗药物有:氟尿嘧啶、阿霉素、丝裂霉素C、甲氨蝶呤等。4～6周为一个疗程,需治疗4～5个疗程。有一定的姑息治疗效果,可使肿瘤缩小。

4.放射治疗

适用于一般情况较好,肝功能尚好,不伴有肝硬化,无黄疸、腹腔积液,无脾功能亢进和食管静脉曲张,癌肿较为局限,尚无远处转移,但又不适合手术切除或术后复发者。

5.生物和免疫治疗

常用的有免疫核糖核酸、白细胞介素-2、卡介苗、干扰素、胸腺肽等。

6.中医中药治疗

采取辨证施治、祛邪扶正、攻补兼施的方法,常为其他治疗措施的辅助治疗。用于提高机体免疫力,改善症状,减轻放、化疗的不良反应。

(二)肝脓肿

当患者的抵抗力低下、细菌循各种途径侵入肝脏发生化脓性感染时,可形成细菌性肝脓肿。

【病因病理】

常见感染途径:①胆道:胆管结石及胆道蛔虫症导致胆管炎时,细菌可沿胆管逆行感染,为细菌性肝脓肿的主要原因。②肝动脉:机体出现化脓性感染时,如化脓性骨髓炎、痈等并发菌血症时,细菌可入肝。③门静脉:坏疽性阑尾炎、菌痢等,细菌可沿门静脉入肝。④淋巴系统:毗邻病灶如膈下感染,细菌经淋巴回流侵入。开放性肝损伤时,细菌直接入肝引起感染,形成脓肿。常见致病菌有大肠埃希菌、金黄色葡萄球菌、厌氧链球菌。脓肿可为单发,也可为多发,直径在数毫米至数厘米之间大小不等。

【临床表现与诊断】

1.临床表现

寒战、高热、肝区疼痛和肝大等。肝区疼痛为持续性胀痛或钝痛,可伴有右肩放射痛,高热时体温波动在39～40℃。可出现非特异性的消化道症状,如恶心、呕吐、食欲缺乏、乏力等。查体:肝大、压痛,右下胸和肝区叩击痛;有时可见右季肋部呈饱满状态或局部隆起,或有局部皮肤的凹陷性水肿;严重或并发胆道梗阻者,可出现黄疸。

2.辅助检查

(1)实验室检查:白细胞计数升高、左移,长期患者可有贫血。

(2)影像学检查:B超检查能发现直径2cm大小病灶,并因能确定病变的性质、部位和有无液化,常作为首选。在B超引导下穿刺抽出黄白色脓液即可明确诊断。

(3)X线检查:可发现因肝大致使右膈肌抬高、活动受限及右侧反应性胸膜炎或胸腔积液。

(4)CT 和 MRI:对诊断和鉴别诊断有重要作用。

肝右叶脓肿可破溃出现膈下脓肿,向上穿破膈进入右侧胸腔可形成脓胸,向下可发生急性腹膜炎,肝左叶脓肿偶可穿入心包。胆管性肝脓肿腐蚀血管,可出现胆道大量出血。

【鉴别诊断】

1.原发性肝癌

病程较缓,肝硬化较明显,无明显压痛。AFP 检测常为阳性。B 超、CT 检查可鉴别。

2.胆道感染

表现为右上腹绞痛及黄疸,Murphy 征阳性,或有 Charcot 三联征,肝大不明显。B 超可鉴别。

3.右膈下脓肿

多继发于腹腔内感染或腹部大手术后,深吸气可加剧右肩部疼痛,X 线检查可见膈下有液气平,B 超可鉴别。

【治疗】

细菌性肝脓肿是一种常见的严重疾病,必须早诊断、早治疗。

1.全身支持治疗

给予充分营养,纠正和预防水电解质平衡失调,必要时还可多次少量输注全血及血浆。

2.抗感染治疗

肝脓肿常为厌氧菌与需氧菌混合感染,在细菌培养药敏试验结果未报告前,可给予大剂量广谱抗生素,首选青霉素、氨苄西林加氨基糖苷类抗生素,或头孢菌素类、甲硝唑等药物。然后根据药敏试验结果用药。

3.穿刺或切开引流

对于单个较大脓肿可在 B 超定位下,经皮肝穿刺置管引流,并可用生理盐水(可加抗生素)冲洗脓腔及注入抗生素。待治疗到冲出液体清亮及 B 超检查脓腔<2cm,即可拔管。当脓腔较大,可能或已经穿破时,行切开引流术。

4.中药治疗

可配合手术、抗生素使用柴胡解毒汤及金银花等予以清热解毒治疗。

二、门静脉高压症

门静脉高压症是指由于门静脉血流受阻,血液淤滞时,门静脉压超过 25.5mmH_2O(2.5kPa)。临床表现为充血性脾大,脾功能亢进,食管、胃底静脉曲张,呕血及腹腔积液等,称之为门静脉高压症,以并发上消化道大出血为其突出特征。

在我国,门静脉高压症的主要原因是肝炎后肝硬化引起,血吸虫性肝硬化亦为常见。而慢性酒精中毒肝硬化、胆汁性肝硬化等较少见。至于肝外门静脉阻塞在我国比较少见。肝炎后肝硬化因肝细胞坏死,肝小叶纤维组织增生和再生细胞团,挤压肝小叶内的肝窦,使其变窄或闭塞。这种肝窦和窦后的阻塞使门静脉的血流受阻,门静脉的压力随之增加。同时小动脉血液经异常开放的交通支流入门静脉,加剧门静脉内压升高;血吸虫时因虫卵沉积与其周围肉芽肿性反应使门静脉分支阻塞,称为(肝)窦前性阻塞。门静脉压力可自正常的 13～24mmH_2O(1.27～2.35kPa)上升达 30～50mmH_2O(2.94～4.90kPa);从而出现充血性脾大,脾髓细胞增生,破坏血细胞的功能增强;由于交通支扩张,门静脉没有静脉瓣,受阻的门静脉血反流而使胃底、食管下端交通支等显著扩张,由于胃底、食管下端交通支距门静脉主干较近、压力差最大,因而扩张、曲张出现早且严重。因胃酸的腐蚀或食物的损伤易致大出血;门静脉压力增高使其毛细血管床的滤过压升高,加上肝功能不良引起的低蛋白血症、激素代谢障碍,导致腹腔积液形成。

【临床表现】

1.多为缓慢起病,有原发病史。

2.脾大、脾功能亢进

可在左肋下摸到肿大的脾脏。早期肿大的脾质软,活动度多;晚期因脾内纤维组织增生而变硬,脾周围粘连而活动度减少。巨脾(常大至脐下)多为血吸虫病所致。常伴有不同程度的脾功能亢进,白细胞计数低于 $3.0 \times 10^9/L$,血小板低于 $70 \times 10^9/L$,并逐渐出现贫血。

3.消化道出血

表现为呕血或(和)黑便。胃底、食管静脉破裂可突发凶险的急性大出血,血色鲜红,出血不易自止,容易发生肝性脑病,约 25% 的出血患者在第一次出血时死亡,停止后再发出血的可能性也很大。

4.腹腔积液

是肝功能损害的表现。腹腔积液患者常伴腹胀、食欲差、倦怠等。

5.可伴有黄疸、腹前壁静脉曲张等体征。

【诊断要点】

(1)有原发病史,如肝炎、血吸虫病等。

(2)脾大、脾功能亢进。

(3)上消化道出血。

(4)腹腔积液。

(5)血常规检查可见白细胞数和血小板明显减少。

(6)肝功能检查可见血浆清蛋白降低而球蛋白增高,清蛋白与球蛋白比例倒置。在肝炎活动期,血清转氨酶和胆红素常增高。

(7)食管 X 线钡剂造影检查。可显示食管静脉曲张。

(8)B超检查可了解肝硬化、脾大及腹腔积液情况。

(9)纤维胃镜检查可提供有关阳性发现。

【治疗】

门静脉高压症外科治疗的目的主要是制止急性大出血与防止再出血,对肝硬化无帮助。

1.非手术治疗

对已有黄疸、大量腹腔积液或肝功能很差的患者,发生大出血时急症手术死亡率太高,应采用输血、注射垂体后叶素、血管活性药等药物治疗。同时应用三腔二囊管压迫止血。近年来采用经内镜套扎止血取得良好效果。也可选用经内镜注射硬化剂至曲张的静脉内,有较好的近期疗效,但再出血率较高。

2.手术治疗

适用于肝功能较好,没有黄疸和明显腹腔积液的大出血患者。应争取即时制止出血。手术不但可以防止再出血,而且是预防发生肝性脑病的有效措施。对无出血患者的预防性手术是否必要还有争议。手术方式有断流术和分流术两大类。

(1)断流术:即切除脾脏,同时切断、结扎冠状静脉的所有分支,阻断门静脉与奇静脉间的异常血流。止血效果较好,对肝脏血液供应影响不大,肝性脑病发生较少。

(2)分流术:即将门静脉和腔静脉之间的血管直接吻合或间接连通,使压力高的门静脉血经这一通道流入腔静脉,降低门静脉压力而控制出血。再出血率较低,但未经肝脏处理的门静脉血直接流入腔静脉易并发肝性脑病。临床上使用的分流手术方式很多,各有利弊及适应范围。

(3)除了制止急性大出血外,严重的脾功能亢进亦应手术治疗。尤其是我国南方血吸虫病所致巨脾伴脾亢者,手术切除脾脏,并行贲门周围血管离断(门静脉奇静脉断流中最常用的一种)常能收到良好的效果。

(4)经利尿药等药物治疗无效的顽固性腹腔积液可采用静脉转流术或微型转流装置治疗。但目前应用不多。

【注意事项】

90%以上的门静脉高压症由肝硬化引起,而肝硬化主要归内科治疗。外科仅处理继发于肝硬化的门静脉高压,目的在于抢救和防止上消化道出血,切除肿大伴有功能亢进的脾脏,使顽固性腹腔积液消退。

(1)禁食、卧床休息,有躁动者应给予地西泮(安定)10mg肌内注射,以达到镇静。忌用吗啡、巴比妥、氯丙嗪等对肝脏有损害的药物。

(2)维护肝功能,可用葡萄糖、维生素B族、维生素C,肌苷、能量合剂等药物。

(3)有休克者,应快速扩容,适当使用血管活性药物及给氧等,使血压维持在比正常稍低的水平,血压不宜骤升,否则易引起再出血。若需输血,应选用新鲜血液,且用量不宜太多。

(4)积极防治肝性脑病,肠内积血经细菌分解产氨,吸收后血氨增高,易诱发肝性脑病。口服新霉素1g或庆大霉素8万U抑制细菌,每4～6h1次;并服用50%硫酸镁20ml,每日1～2次;加速排出肠内积血。一旦出现肝昏迷的前驱症状,常用谷氨酸钠、谷氨酸钾各20～40ml,或γ-酪氨酸2～4g,加入10%葡萄糖溶液1000ml内静脉滴注。

(5)出血较多,恢复期患者应多补充营养物质。在医师指导下逐步进行体能锻炼。

三、胆道疾病

(一)胆石症

【概述】

(1)包括发生在胆囊和胆管的结石。

2.胆石按其化学组成成分的不同分为三类。

【胆囊结石】

主要为胆固醇性结石或以胆固醇为主的混合性结石。成年女性常见,尤以经产妇和服用避孕药者常见。

1.基本致病因素

胆汁的成分和理化性质发生改变,导致其中的胆固醇呈过饱和状态,易于沉淀析出和结晶而形成结石。

2.临床表现

(1)部分患者可终生无症状,在其他检查、手术或尸解时被偶然发现,称为静止性胆囊结石。

(2)有症状型胆囊结石的主要临床表现为

1)消化不良等胃肠道症状:进油腻食物后,上腹部或右上腹部隐痛不适。

2)胆绞痛是其典型表现:饱餐、进食油腻食物后,或睡眠时体位改变时,呈阵发性。

3)Mrizzi 综合征:持续嵌顿和压迫胆囊壶腹部和颈部的较大结石,可引起肝总管狭窄或胆囊胆管瘘,以及反复发作的胆囊炎、胆管炎及梗阻性黄疸,称 Mirizzi 综合征。解剖学变异,尤其是胆囊管与肝总管平行是发生本病的重要条件。

4)胆囊积液:胆囊结石长期嵌顿但未合并感染时,胆汁中的胆色素被胆囊黏膜吸收,并分泌黏液性物质,而致胆囊积液。积液呈透明无色,称为"白胆汁"。

3.诊断

(1)临床病史和体检。

(2)确诊需依靠影像学检查。B 超检查发现胆囊结石可确诊,是首选方法。

4.治疗

胆囊切除是治疗胆囊结石的首选方法。

(1)对于无症状的胆囊结石,不需立即行胆囊切除。

(2)以下情况应及时手术

1)口服胆囊造影胆囊不显影。

2)结石直径超过 2～3cm。

3)合并瓷化胆囊。

4)合并糖尿病者在糖尿病已控制时。

5)有心肺功能障碍者。

后两种情况,行急诊手术,危险性大。对年轻人积极手术,对老年人采取保守态度。

(3)腹腔镜胆囊切除术:适用于无手术禁忌证的所有胆囊良性疾病。

其禁忌证包括:

1)疑有胆囊癌者。

2)合并原发性胆管结石及胆道狭窄者。

3)肝硬化并门静脉高压者。

4)有凝血机制障碍及出血倾向者。

5)腹腔内严重感染及腹膜炎者。

6)妊娠合并胆石症者。

7)Mirizzi 综合征。

8)合并胆肠瘘。

9)严重心肺功能障碍及不能耐受气管插管全身麻醉者。

10)腹腔内广泛而严重粘连者。

11)不宜建立人工气腹者。

【胆管结石】

(1)原发性和继发性。原发性胆管结石系指在胆管内形成的结石,主要为胆色素结石或混合性结石。继发性胆管结石为胆囊结石排至胆总管者,主要为胆固醇结石。

(2)肝外胆管结石和肝内胆管结石。肝外胆管结石多发生胆总管下端;肝内胆管结石可广泛分布于两叶肝内胆管,或局限于某叶胆管,其中以左外叶和右后叶多见。

1.肝外胆管结石

指发生于左、右肝管汇合部以下的胆管结石。

(1)病理变化:①胆管梗阻;②继发感染;③肝细胞损害;④胆源性胰腺炎。

(2)临床表现

1)平时无症状,当结石梗阻胆管并继发感染时,其典型的临床表现为 Charcot 三联征,即腹痛、寒战高热和黄疸。①腹痛:剑突下及右上腹部绞痛,阵发性,或持续性疼痛阵发性加剧,可向右肩背部放射,常伴恶心、呕吐。②寒战高热:弛张热,体温高者可达 39~40℃。③黄疸:程度、发生和持续时间取决于胆管梗阻的程度,是否并发感染,有无胆囊等因素。完全性梗阻,合并感染时,黄疸明显,呈进行性加深。有胆囊且功能良好者,多在 48~72h 才出现黄疸;胆囊已切除或有严重病变,则在梗阻后 8~24h 内发生黄疸。胆石梗阻所致黄疸多呈间歇性和波动性。

2)体格检查:剑突下和右上腹部深压痛。胆囊可肿大可被触及,有触痛。

3)实验室检查:①白细胞计数及中性粒细胞升高。②血清胆红素值及 1min 胆红素比值升高,血清转氨酶和(或)碱性磷酸酶升高。③尿中胆红素升高。尿胆原降低或消失。④粪中尿胆原减少。

4)影像学检查:首选 B 超检查,可发现胆管内结石及胆管扩张影像。

(3)诊断:如仅有 Charcot 三联征中 1~2 项表现,则需借助实验室和影像学检查以明确诊断。

鉴别诊断:

1)肾绞痛:始发于腰或胁腹部,可向股内侧或外生殖器放射,伴血尿,无发热,腹软,无腹膜刺激征,肾区叩痛明显。腹部平片多可显示肾、输尿管区结石。

2)肠绞痛:以脐周为主。如为机械性肠梗阻,则伴有恶心、呕吐,腹胀,不排气排便。腹部可见肠型,肠鸣音增多,并有高音调;腹部平片显示有阶梯状液气平面。

3)壶腹癌和胰头癌:腹痛轻或仅有上腹部不适。一般不伴寒战高热,腹软无腹膜刺激征;晚期可有腹腔积液及恶病质表现。ERCP 或 MRCP 和 CT 检查有助于诊断。

(4)治疗:以手术治疗为主。

1)手术治疗的原则是:①术中尽可能取尽结石。②解除胆道狭窄和梗阻,去除感染病灶。③术后保持胆汁引流通畅,预防胆石再发。

2)常用手术方法:①胆总管切开取石加"T"管引流术:适用于单纯胆管结石,胆管上、下端通畅,无狭窄或其他病变者。若伴有胆囊结石和胆囊炎,可同时行胆囊切除术。②胆肠吻合术亦称胆肠内引流术,适用于:a.胆总管扩张≥2.5cm,下端有炎性狭窄等梗阻性病变,且难以用手术方法解除者,但上段胆管必须通畅无狭窄;b.结石呈泥沙样不易取尽,有结石残留或结石复发者。常用的是胆管空肠 Roux-en-Y 吻合术。③Oddi 括约肌成形术;适应证同胆肠吻合术。④经内镜下括约肌切开取石术:适用于胆石嵌顿于壶腹部和胆总管下端良性狭窄,尤其是已行胆囊切除者。结石数超过 5 个,或大于 1cm,或狭窄段过长者,宜行开腹手术。⑤围手术期处理:一般来说,胆管结石宜行择期性手术治疗。如合并感染宜先用抗生素等非手术治疗,控制后再行择期手术。如感染不能控制,病情继续恶化,则应及时采用手术治疗。

2.肝内胆管结石

(1)病因病理

1)左叶明显多于右叶,右叶以右后叶多见。

2)常合并肝外胆管结石,除具有肝外胆管结石的病理改变外,还有:①肝内胆管狭窄;②胆管炎;③肝胆管癌。

(2)诊断:B 超、PTC 检查对确定诊断和指导治疗有重要意义。

PTC 的 X 线特征有:

1)肝总管或左右肝管处有环形狭窄,狭窄近端胆管扩张,其中可见结石阴影。

2)左右肝管或肝内某部分胆管不显影。

3)左右叶肝内胆管呈不对称性、局限性、纺锤状或哑铃状扩张。

CT、MRCP 对于并发胆汁性肝硬化和癌变者有重要诊断价值。

(3)治疗:宜采用以手术方法为主的综合治疗。

1)手术治疗,关键是解除狭窄。手术方法是:①高位胆管切开及取石。②胆肠内引流。③去除肝内感染性病灶。

2)中西医结合治疗。

(二)胆道感染

按发病部位分为胆囊炎和胆管炎。按发病急缓和病程经过分为急性、亚急性和慢性炎症。胆道感染与胆石症互为因果关系。

【急性胆囊炎】

胆囊发生的急性化学性和(或)细菌性炎症。约 95％的患者合并有胆囊结石,称结石性胆囊炎;5％的患者未合并胆囊结石,称非结石性胆囊炎。

1.急性结石性胆囊炎

(1)病因

1)胆囊管梗阻。

2)细菌感染:主要为革兰阴性杆菌,其中以大肠杆菌最常见。

(2)病理病变

1)急性单纯性胆囊炎→急性化脓性胆囊→坏疽性胆囊炎。

2)坏疽胆囊常发生穿孔,穿孔多发生在胆囊底部及颈部。

(3)临床表现

1)女性多见。多数患者发作前曾有胆囊疾病的表现。

2)急性发作的典型发病过程:突发右上腹阵发性绞痛,饱餐、进油腻食物后,或在夜间发作,常放射至右肩部、肩胛部和背部,伴恶心、呕吐、厌食等消化道症状。

3)常有轻度发热,如出现明显寒战高热,表示病情加重或已发生并发症,或合并有急性胆管炎。可出现轻度黄疸,若黄疸较重且持续,表示有胆总管结石并梗阻可能。

4)体格检查:右上腹不同程度、不同范围的压痛、反跳痛及肌紧张,Murphy 征阳性。

5)实验室检查:①轻度白细胞升高$(1.2\sim1.5)\times10^9/L$。②血清转氨酶升高,AKI 升高较常见。③部分患者血清胆红素,血清淀粉酶升高。

6)影像学检查:①B 超检查,可显示胆囊增大,囊壁增厚甚至有"双边"征,胆囊内结石光团。②^{99m}Tc-EHIDA 检查,胆囊不显影。

(4)诊断及鉴别诊断

1)根据典型的临床表现,结合实验室及影像学检查诊断。

2)与消化性溃疡穿孔、急性胰腺炎、高位阑尾炎、肝脓肿、结肠肝曲癌或憩室穿孔,以及右侧肺炎、胸膜炎和肝炎等疾病鉴别。

(5)治疗

1)非手术疗法:支持疗法、有效抗生素、对症处理。

2)手术治疗为最终治疗,急诊手术适用于:①发病在 $48\sim72h$ 内者。②经非手术治疗无效且病情恶化者。③有胆囊穿孔、弥散性腹膜炎、急性化脓性胆管炎、急性坏死性胰腺炎等并发症者。

手术方法:胆囊切除术和胆囊造口术。

2.急性非结石性胆囊炎

(1)临床表现与诊断。

1)男性多见。临床表现与急性结石性胆囊炎相似,但疼痛等症状体征常为原发疾病、手术后疼痛或使用镇痛药所掩盖。饱餐、油腻食物可诱发本病的急性发作。

2)凡急危患者,严重创伤、手术后及较长时间使用 TPN 的患者,出现右上腹疼痛,不明原因发热时应考虑本病。右上腹有压痛及腹膜刺激征,或扪及肿大胆囊,有助于早期诊断。

(2)治疗:应及早手术治疗,根据患者情况可选用胆囊切除或胆囊造口术。

【慢性胆囊炎】

急性胆囊炎反复发作的结果,多合并胆囊结石。

1.临床表现

多有胆绞痛病史,之后有厌食油腻、腹胀、嗳气等消化道症状,出现右上腹部和肩背部隐痛。体格检查时右上腹胆囊区有轻压痛和不适感,Murphy 征可呈阳性。

2.诊断

(1)B 超检查显示胆囊缩小,胆囊壁增厚,排空功能减退或消失,或显出结石影。

(2)口服胆囊造影表现为胆囊显影淡薄或不显影,收缩功能减低。如双剂量法胆囊造影仍不显影,则可明确诊断。

(3)需与消化性溃疡、胃炎等鉴别,纤维胃镜检查、上消化道钡餐检查有助于鉴别诊断。

3.治疗

对伴有胆石者均应行胆囊切除术。

【急性梗阻性化脓性胆管炎】

如急性胆管炎胆道梗阻未能解除,感染未被控制,病情进一步发展,则可发生急性梗阻性化脓性胆管炎(AOSC)。急性胆管炎和 AOSC 是同一疾病的不同发展阶段。

1.病因

我国最常见病因是胆管结石,其次为胆道蛔虫和胆管狭窄。

2.病理

(1)基本病理改变是胆管完全性梗阻和胆管内化脓性感染。

(2)血液中的细菌主要为革兰阴性菌(大肠杆菌、克雷伯菌、变形杆菌、假单胞菌)和革兰阳性菌(粪链球菌、肠球菌);合并厌氧菌感染者常见。

3.临床表现

(1)多有胆道疾病发作史和胆道手术史。发病急骤,病情进展快。

(2)除 Charcot 三联征外,还可出现休克、神经中枢系统受抑制表现,即 Reynolds 五联征。

(3)体格检查:①体温常持续升高达 39～40℃或更高。②脉搏快而弱,120 次/分以上,血压降低,急性重病容,可出现皮下淤斑或全身发绀。③剑突下及右上腹部有压痛或腹膜刺激征。

(4)实验室检查:①白细胞计数升高,多大于 $20×10^9$/L,中性粒细胞升高,胞质内可出现中毒颗粒。②血小板计数降低,凝血酶原时间延长,肝肾功能受损。

(5)影像学检查:B超最实用,能及时了解胆道梗阻的部位和病变性质,以及肝内外胆管扩张等情况。

4.诊断

(1)结合临床典型的五联征表现、实验室及影像检查常可做出诊断。

(2)不具备典型五联征者,体温持续在 39℃以上,脉搏＞120 次/分,白细胞＞$20×10^9$/L,血小板降低时,即应考虑为 AOSC。

5.治疗

紧急手术解除胆道梗阻并引流,及早而有效地降低胆管内压力。

(1)非手术治疗既是治疗手段,又可作为术前准备。一般应控制在 6h 内。

(2)手术治疗:首要目的在于抢救患者生命。胆总管切开减压、T 管引流。

(3)非手术方法胆管减压引流:PTCD、ENAD。

(三)胆道蛔虫病

这是常见的外科急腹症,多发生在青少年和儿童,农村发病率高。

【病因】

蛔虫寄生于人体中下段小肠内,喜碱厌酸。当其寄生环境发生变化时可上窜至十二指肠,如有 Oddi 括约肌功能失调,蛔虫即可钻入胆道。

【临床表现】

(1)突发性剑突下阵发性钻顶样剧烈绞痛,可向右肩背部放射。

(2)疼痛发作时患者辗转不安,大汗淋漓,可伴有恶心、呕吐或呕吐蛔虫。疼痛可突然缓解,间歇期宛如常人。疼痛可反复发作,持续时间不一。

(3)体格检查:剑突下或稍右方有轻度深压痛。有并发症时,出现相应的体征。

(4)B超检查是本病的首选检查方法,显示为胆管内有平行强光带,有确诊价值。

【诊断】

(1)剧烈的腹部绞痛与腹部体征轻微的不相称。

(2)结合B超和ERCP检查可明确诊断。

【治疗】

以非手术治疗为主,仅在非手术治疗无效或出现严重并发症时才考虑手术治疗。

1.非手术治疗

①解痉止痛;②利胆驱蛔;③抗感染;④ERCP取虫。

2.手术治疗

(1)手术指征。

1)经积极治疗3d以上,症状无缓解或反有加重者。

2)进入胆管内蛔虫较多,难用非手术疗法治愈者,或蛔虫与结石并存者。

3)合并严重并发症,如重症型胆管炎、急性坏死性胰腺炎、肝脓肿、胆汁性腹膜炎。

(2)手术方式:无并发症者可采用胆总管探查取虫及T管引流。

(四)胆道肿瘤

【胆囊息肉和良性肿瘤】

1.胆囊息肉

(1)向胆囊腔内突出或隆起的病变,多为良性。分为两大类:

1)肿瘤性息肉,包括腺瘤和腺癌。

2)非肿瘤性息肉,大部分为此类。

(2)诊断主要依靠B超。

(3)恶性病变的危险因素:①直径超过1cm;②年龄>50岁;③单发病变;④息肉逐渐增大;⑤合并胆囊结石。

(4)治疗:有明显症状者在排除胃十二指肠和其他胆道疾病后,宜行手术。

2.胆囊腺瘤

胆囊常见的良性肿瘤,多见于中、老年女性。是胆囊癌的癌前病变,宜手术切除。

【胆囊癌】

胆道最常见的恶性病变,女性多见。

1.病因病理

(1)胆囊结石长期的物理刺激,黏膜慢性炎症、感染细菌的产物中有致癌物质等因素综合作用的结果。

(2)多发生在胆囊体部和底部。腺癌占82%。

(3)沿淋巴引流方向转移较多见,肝转移也常见。

2.临床表现

(1)早期无特异性症状。

(2)侵犯至浆膜或胆囊床,出现定位症状,最常见为右上腹痛,放射至肩背部,食欲可下降,胆囊管受阻时可触及肿大的胆囊。

(3)能触及右上腹肿物时往往已到晚期,伴腹胀、体重减轻或消瘦、食欲差、贫血、肝大,甚至出现黄疸、腹腔积液、全身衰竭。

(4)实验室检查:CEA、CA19-9、CA125升高,细针穿刺行肿瘤标志物检查有诊断意义。

(5)影像学检查:B超、CT检查显示胆囊壁增厚不均匀,腔内有位置及形态固定的肿物,或能发现肝转移或淋巴结肿大;B超导引下的细针抽吸活检,有助于获得诊断。

3.治疗

首选手术切除。手术方式:①单纯胆囊切除术;②胆囊癌根治性切除术;③胆囊癌扩大根治术;④姑息性手术。

【胆管癌】

发生在肝外胆管,即左、右肝管至胆总管下端的恶性肿瘤。

1.部位

分为上段、中段、下段胆管癌。

(1)上段胆管癌(肝门部胆管癌),位于左右肝管至胆囊管开口以上,占50%~75%。

(2)中段胆管癌位于胆囊管开口至十二指肠上缘。

(3)下段胆管癌位于十二指肠上缘至十二指肠乳头。

2.病理

组织学类型95%以上为腺癌,主要是高分化腺癌。

3.临床表现和诊断

(1)黄疸,逐渐加深,大便灰白,可伴有厌食、乏力、贫血。

(2)胆囊肿大,病变在中、下段的可触及肿大的胆囊,Murphy征可能阴性。

(3)肝大,肋缘下可触及肝脏;晚期患者可并发肝肾综合征,出现尿少、无尿。

(4)胆道感染出现典型的胆管炎表现:右上腹疼痛、寒战高热、黄疸,甚至出现休克;感染细菌最常见为大肠杆菌、粪链球菌及厌氧性细菌。

(5)实验室检查:血清总胆红素、直接胆红素、ALP和γ-GT显著升高,凝血酶原时间延长。

(6)影像学检查:首选B超检查。

4.治疗

主要采取手术治疗,手术方式:

(1)胆管癌切除手术应争取作根治性切除,即使姑息性切除也比单纯引流疗效好。

(2)扩大根治术。

(3)减黄手术:解除胆道梗阻,可行各种肝管空肠吻合术。

(4)胃空肠吻合术。

四、胰腺疾病

(一)胰腺炎

【急性胰腺炎】

按病理分类可分为水肿性和出血坏死性。

1.致病危险因素

(1)梗阻因塞:最常见梗阻原因是胆结石。

(2)过量饮酒:西方主要与过量饮酒有关。

(3)十二指肠液反流。

(4)创伤因素。

(5)胰腺血循环障碍。

(6)其他:饮食因素、感染因素、药物因素以及代谢、内分泌和遗传因素等。

国内以胆道疾病为主,称胆源性胰腺炎。少数急性胰腺炎找不到原因,称特发性胰腺炎。

2.病理生理

基本病理改变是胰腺呈不同程度的水肿、充血、出血和坏死。

(1)急性水肿性胰腺炎病变轻,多局限在体尾部。

(2)急性出血坏死性胰腺炎病变以胰腺实质出血、坏死为特征。

3.临床表现

(1)腹痛:这是本病的主要症状,饱餐和饮酒后突然发作,腹痛剧烈,多位于左上腹,向左肩及左腰背部放射。病变累及全胰时,疼痛范围较宽并呈束带状向腰背部放射。

(2)腹胀与腹痛同时存在:是腹腔神经丛受刺激产生肠麻痹的结果。

(3)恶心、呕吐:与腹痛伴发,剧烈频繁。呕吐胃十二指肠内容物,吐后腹痛不缓解。

(4)腹膜炎体征:水肿性,压痛多只限于上腹部,常无明显肌紧张。出血坏死性,压痛明显,并有肌紧张和反跳痛,范围较广或延及全腹。

(5)其他:合并胆道感染者常伴有寒战、高热。胰腺坏死伴感染时,持续性高热。若有结石嵌顿或胰头肿大压迫胆总管可出现黄疸。坏死性胰腺炎患者出现脉搏细速、血压下降,乃至休克。有胰性脑病者可引起中枢神经系统症状。

少数严重患者可因外溢的胰液经腹膜后途径渗入皮下溶解脂肪造成出血,在腰部、季肋部和腹部皮肤出现大片青紫色淤斑,称 Crey-Turner 征;若出现在脐周,称 Cullen 征。

4.诊断

(1)实验室检查

1)胰酶测定:血清、尿淀粉酶测定最常用,但其升高幅度和病变严重程度不成正相关。

①血清淀粉酶发病数小时开始升高>500U/dl,24h 达高峰,4~5d 后逐渐降至正常;②尿淀粉酶 24h 开始升高>300U/dl,48h 到高峰,1~2 周恢复正常;③淀粉酶清除率与肌苷清除率比值大于 5 时有诊断价值;④血清脂肪酶明显升高(正常值 23~300U/L)。

2)其他:白细胞增高、高血糖、肝功能异常、低血钙、血气分析及 DIC 指标异常。

诊断性腹腔穿刺若抽出血性渗出液,所含淀粉酶值高对诊断很有帮助。

(2)影像学诊断

1)腹部 B 超,可发现胰腺肿大和胰周液体积聚。

2)胸、腹部 X 线片:左肺下叶不张,左侧膈肌抬高,左侧胸腔积液;十二指肠环扩大、充气明显以及结肠中断征。

3)增强 CT 扫描:在胰腺弥散性肿大的背景上若出现质地不均、液化和蜂窝状低密度区,则可诊断为胰腺坏死。

4）MRI：可提供与 CT 相同的诊断信息。

（3）临床分型

1）轻型急性胰腺炎：或称水肿性胰腺炎，上腹痛、恶心、呕吐；腹膜炎限于上腹，体征轻；血、尿淀粉酶增高；经及时的液体治疗短期内可好转。

2）重症急性胰腺炎：或称出血坏死性胰腺炎，腹膜炎范围宽，体征重，腹胀明显，肠鸣音减弱或消失，可有腹部包块。腹腔积液呈血性或脓性。可伴休克，可并发脏器功能障碍和严重的代谢障碍。

实验室检查：白细胞增多（16×10^9/L），血糖升高，血钙降低，血尿素氮或肌酐增高，酸中毒；可出现 ARDS，甚至出现 DIC、急性肾衰竭等。死亡率高。

早期合并多器官功能障碍的特重型胰腺炎称暴发性胰腺炎，死亡率很高。

5.急性胰腺炎的局部并发症

①胰腺坏死；②胰腺脓肿；③急性胰腺假性囊肿；④胃肠道瘘。

6.治疗

（1）非手术治疗：全身反应期、水肿性胰腺炎及尚无感染的出血坏死性胰腺炎。

1）禁食、胃肠减压。

2）补液、防治休克。

3）镇痛解痉。

4）抑制胰腺分泌及胰酶抑制剂。

5）营养支持。

6）抗生素的应用及中药治疗。

7）腹腔灌洗。

（2）手术治疗

1）手术适应证：①不能排除其他急腹症时。②胰腺和胰周坏死组织继发感染。③虽经合理支持治疗，而临床症状继续恶化。④暴发性胰腺炎经过短期（24h）非手术治疗多器官功能障碍仍不能得到纠正。⑤胆源性胰腺炎。⑥病程后期合并肠瘘或胰腺假性囊肿。

2）手术方式：最常用的是坏死组织清除加引流术。

3）胆源性胰腺炎的处理：伴有胆道下端梗阻或胆道感染的重症患者，应该急诊或早期（72h 内）手术。

【慢性胰腺炎】

各种原因所致的胰实质和胰管的不可逆慢性炎症，其特征是反复发作的上腹部疼痛伴不同程度的胰腺内、外分泌功能减退或丧失。

1.病因

最主要的是长期酗酒，我国以胆道疾病为主。

2.临床表现

（1）腹痛最常见。位于上腹部剑突下或偏左，放射到腰背部，呈束腰带状，持续时间长。

（2）通常将腹痛、体重下降、糖尿病和脂肪泻称之为慢性胰腺炎的四联征。

3.诊断

(1)粪便检查可发现脂肪滴,胰功能检查有功能不足。

(2)B超、CT检查可见胰腺局限性结节,胰管扩张,囊肿形成,胰肿大或纤维化。

(3)腹部X线平片可显示胰腺钙化或胰石影。

(4)ERCP可见胰管扩张或不规则呈串珠状,可见钙化或结石影,囊肿。

4.治疗

(1)非手术治疗:①病因治疗;②镇痛;③饮食疗法;④补充胰酶;⑤控制糖尿病;⑥营养支持。

(2)手术治疗:目的主要在于减轻疼痛,延缓疾病的进展,不能根治。

1)纠正原发疾病:若并存胆石症应行手术取出胆石。

2)胰管引流术。

3)胰腺切除术:适用于有严重胰腺纤维化而无胰管扩张者。

(二)胰腺囊肿

【胰腺假性囊肿】

1.发病机制

由于胰管破裂,胰液流出积聚在网膜囊内,刺激周围组织及器官的浆膜形成纤维包膜,但囊内壁无上皮细胞,故称为假性囊肿,多位于胰体尾部。

2.临床表现和诊断

(1)多继发于胰腺炎或上腹部外伤后,上腹逐渐膨隆,腹胀,恶心、呕吐。下腹部触及半球形、光滑、不移动、有囊性感的肿物,合并感染时有发热和触痛。

(2)B超、CT检查确定囊肿部位和大小。X线钡餐检查发现胃、十二指肠和结肠受压移位。

3.治疗

手术指征:①持续腹痛不能忍受;②囊肿增大(≥6cm)出现压迫症状;③合并感染或出血等并发症。

【滞留性囊肿】

胰管阻塞的结果,多位于胰尾部。其内衬覆一般的导管上皮,但由于伴发炎症、出血,可无上皮,囊内可含多种胰酶。

(三)胰腺内分泌瘤

此肿瘤来自于胰岛,血清激素水平正常又无临床症状的肿瘤称为无功能性胰腺内分泌瘤。

【胰岛素瘤】

来源于胰岛B细胞,在胰腺内分泌瘤中却最常见,多为良性。

1.诊断

(1)临床表现

1)Whipple三联征:①低血糖症状;②发作时血糖低于2.8mmol/L;③给予葡萄糖后症状缓解。

2)典型症状为清晨自发性低血糖。

3)临床表现分两类：①低血糖诱发儿茶酚胺释放症：表现为心悸、发抖、苍白、出汗、心动过速和饥饿等。②神经性低血糖症：人格改变、精神错乱、癫痫发作和昏迷等。

（2）实验室检查

1)反复测定空腹血糖可低至 2.2mmol/L 以下。

2)葡萄糖耐量试验可呈低平曲线。

3)禁食后发生的症状性低血糖常伴有血清胰岛素水平升高大于 $25\mu U/ml$。

4)患者经一夜禁食，胰岛素/血糖比值（胰岛素释放指数）大于 0.4。

（3）影像学检查

1)术中 B 超检查简单易行，定位准确。

2)B 超、增强 CT 扫描、MRI、PTPC 及腹腔动脉造影等均有助于诊断和定位。

2.治疗

一经确诊应行手术切除，术中应监测血糖，恶性胰岛素瘤还应切除转移灶。

【胃泌素瘤（促胃液素瘤）】

又称佐林格-埃利森综合征，来源于 C 细胞，部分肿瘤位于胰腺外，好发于十二指肠。

1.诊断

（1）临床表现：主要为消化性溃疡的症状和腹泻。溃疡最常见于十二指肠球部。

有下列情况应疑为本病：

①溃疡病术后复发；②溃疡病伴腹泻，大量胃酸分泌；③溃疡病伴高钙血症；④多发溃疡或远端十二指肠、近端空肠溃疡；⑤有多发性内分泌瘤病家族史等。

（2）实验室检查

1)胃液分析：无胃手术史者 BAO 超过 15mmol/h，胃大部切除术后 BAO 超过 5mmol/h 或 BAO/MAO>0.6。

2)促胃液素（胃泌素）水平测定：空腹血清促胃液素超过 1000pg/ml。

3)促胰液素刺激试验：促胃液素水平较试验前增高 200pg/ml。

（3）定位诊断：术前内镜超声诊断、术中 B 超，γ 照相、放射性核素标记、生长抑素术中定位。

2.治疗

（1）控制胃酸的高分泌。

（2）切除促胃液素瘤。

第二章　神经外科疾病

第一节　颅内压增高

颅内压系颅内容物在颅腔内产生的压力,常以脑脊液压代表。一般当新生儿脑脊液压高于 $80mmH_2O$,婴幼儿高于 $100mmH_2O$,3 岁以上至成人高于 $200mmH_2O$ 即为颅内高压。颅内压增高是临床上神经系统多种疾病所共有的一种综合征,是因颅内容物(脑、脑脊液、脑血容量)的体积增加,或颅内有占位性病变等因素引起,尤以神经外科疾病最为常见。延误其诊治,将导致严重后果。

【临床表现】

头痛、呕吐与视盘水肿是颅内压增高"三主征"。但急性颅内压增高仅有头痛与呕吐。视盘水肿一般要在颅内压增高 48h 后才出现。急性病例随颅内压迅速增高很快出现昏迷。

1.头痛

发生率约为 60%,皆因脑膜、脑血管或神经受牵扯或挤压所致。常表现为持续性头痛,阵发性加剧,常因咳嗽或排便等用力动作而加重,颅内某一部位的病变可产生远离部位的头痛。但如肿瘤或炎症直接侵犯脑膜或血管,则头痛的部位有一定的定位。小儿因颅缝未闭,颅压增高时使颅缝分开,故可无头痛,只觉头晕。

2.呕吐

常出现于头剧痛时,典型表现为喷射性呕吐。严重者不能进食,食后即吐。患者常因此而严重失水、体重锐减。呕吐是因位于延髓的呕吐中枢受刺激所致。小儿患者常只有反复发作的呕吐为其唯一的症状。

3.视盘水肿

乃颅内压增高的重要客观体征。系颅内压增高致眼底静脉回流受阻之故。时间较长的视盘水肿可致视神经萎缩,最后导致失明。

4.其他表现

常见脉搏徐缓和血压升高。还可引起两眼外展神经麻痹、复视、视力减退、黑矇、头晕、意识模糊、昏迷、智力减退、情绪淡漠、大小便失禁等现象。

【诊断】

颅内压增高综合征根据头痛、呕吐、视盘水肿等症状,诊断不难,必要时要借助腰穿测压以确定诊断,颅骨 X 线平片对婴幼儿及儿童患者的诊断有较大价值。诊断颅内压增高主要解决 3 个问题:①有无颅内压增高;②增高的程度如何;③是什么原因引起的。为解答这些问题首先应从病史及体检入手,其次需与下列疾病进行鉴别。

1.偏头痛

头痛呈周期性,常为跳痛,先有闪光暗点、飞蝇幻视或眼花等先兆,剧烈时可出现呕吐,吐后头痛缓解,偶尔尚可有脑神经麻痹体征。本病病期长者,头痛每次持续数小时至数日,不发作时无头痛,检查无眼底视盘水肿,腰穿压力正常,不难鉴别。

2.视神经炎

可有头痛、视盘充血、水肿,类似颅内高压综合征,但早期即有显著视力下降,腰穿压力不高,故亦可鉴别。

3.神经官能症

常诉头痛,有时有恶心、呕吐,但一般病史较长,而且尚有头晕、失眠、记忆力下降、注意力不集中等官能性症状,且无视盘水肿,一般鉴别不难,必要时宜跟踪观察。

【治疗】

1.一般处理

头抬高 15°~30°,以利静脉回流,可使颅内压有所降低,但一般仅能维持 2h 左右。特别重要的是应保持呼吸道通畅,血压平稳,体温正常,情绪安定,维持代谢平衡,预防或控制癫痫发作,还要保持大便通畅等。消除任何使颅内压进一步增高的因素。

2.降低颅内压

按具体情况,可使用脱水利尿药如 20% 甘露醇 250ml/次,静脉注射,在 30min 内滴完,每6~8h 1 次;地塞米松 10~20mg/d,肌内注射或加入静脉注射液体中;碳酸酐酶抑制药醋氮酰胺 250mg/次,每日 3 次,口服;冬眠低温和巴比妥类药物,还可使用过度换气,高压氧疗法、脑室外引流或内引流等措施降低颅内压。

3.病因治疗

如切除肿瘤,清除颅内血肿或脓肿,根据具体情况还可同时行去骨瓣减压等。

第二节　颅内肿瘤

颅内肿瘤又称脑瘤,包括原发性与继发性两大类。前者源于颅内各种组织,如脑膜、脑组织、脑神经等;后者源于身体其他部位经血液等途径转移至颅内或源于颅腔附近结构直接向颅内侵犯的恶性肿瘤。本病可见于任何年龄,但青壮年发病最多。恶性肿瘤是小儿最常见的脑瘤之一,占同期全部脑瘤的 19%。

【临床表现】

临床表现繁杂,可因肿瘤的类型、部位、生长速度与患者的年龄及全身状况不同而异。但概括起来可分为两大类,即颅内压增高及局灶性神经受损表现:

1.颅内压增高

引起颅内压增高的原因是:

(1)肿瘤体积超过颅内的空间代偿能力;

(2)肿瘤周围脑水肿;

（3）脑脊液循环通路受阻；

（4）肿瘤压迫使颅内静脉回流障碍。头痛、呕吐、视盘水肿为颅内压增高"三主征"。此外还可出现双侧外展神经麻痹、复视、视力减退、智力下降、癫痫、意识障碍和生命体征变化等。

2.局灶性症状

不同部位的肿瘤产生不同的局灶性症状，是由于肿瘤刺激、压迫或破坏有关脑组织或脑神经使其功能遭受损害的结果。这些症状出现较早，对颅内肿瘤的诊断具有重要意义，有定位诊断的价值。

（1）额叶肿瘤

1）精神症状和进行性智能障碍：患者智力低下，表情淡漠，反应迟钝，衣着不整，不修边幅，随地大小便。

2）运动障碍：表现为对侧局灶性癫或对侧单瘫、轻偏瘫。

3）运动性失语：为左侧（优势侧）半球受损所致。

4）额叶性共济失调。

5）强握及摸索反射、同向偏斜也是额叶的常见症状。额叶底面病变，可出现同侧视神经萎缩和对侧视盘水肿，称 FosterKennedy 综合征。

（2）顶叶肿瘤

1）以感觉障碍为主。如为刺激性病变，则出现对侧局限性感觉性癫痫，如为破坏性病变，则为对侧肢体皮层复合感觉障碍。

2）左侧顶叶病变可以引起失读、失写、失认，左右分辨不能，称 Gerstmann 综合征。

（3）颞叶肿瘤

1）海马钩回发作：即发作性不自主咀嚼、吞咽、嗅幻觉、味幻觉等。

2）精神运动性癫痫：表现自动症，记忆障碍，情感障碍。

3）感觉性失语及视野改变（对侧同向偏盲或象限盲）。

（4）枕叶肿瘤：主要表现为视觉障碍，可为对侧同向偏盲或以视幻觉为先兆的癫痫发作。

（5）脑干肿瘤：出现典型的交叉性感觉障碍和（或）交叉性运动障碍及同侧颅神经损害表现。

（6）小脑肿瘤：主要症状为共济失调，小脑半球肿瘤表现为同侧肢体共济失调；小脑蚓部肿瘤以躯干共济失调为主，下肢较重。

（7）桥小脑角肿瘤：产生Ⅴ、Ⅶ、Ⅷ脑神经受累及小脑症状，此区听神经瘤最常见。

（8）蝶鞍部肿瘤：引起视交叉受压和内分泌症状，表现为双颞侧偏盲，视力减退和原发性视神经萎缩。内分泌症状主要有闭经不孕、肢端肥大或巨人症、侏儒症，肾上腺皮质功能亢进等，多见于垂体肿瘤和颅咽管瘤。

【诊断要点】

经详尽的病史和体格检查常可做出初步诊断。然后根据具体情况可选用如下常用检查：

1.颅骨 X 线

可发现颅内压增高的征象和肿瘤直接侵犯所致颅骨骨质改变及肿瘤的病理性钙化等。

2.CT 扫描

是目前应用最广的无创性检查方法,对颅内肿瘤的定位与定性均有重要价值。

3.磁共振成像(MRI)

对诊断颅内肿瘤具有高度敏感性,在显示组织学改变方面优于 CT,所显示的解剖学关系在多层面多方位上均十分清晰,而且在形态学改变之前即可显示组织异常。

4.脑血管造影(DSA)

有助于了解肿瘤血运状况及其与颅内重要血管的相对关系,对设计手术方案有重要参考价值。

5.电生理检查

脑干诱发电位对诊断听神经瘤有一定的价值。另外,大脑半球尤其与皮质关系紧密的肿瘤可显示脑电图异常。

6.内分泌检查

对诊断垂体腺瘤有重要价值。

7.与下列疾病相鉴别

(1)良性颅内高压:又称假脑瘤。有明显颅压增高,但无定位征,多见于中年女性。病因不清,可能与内分泌代谢障碍或感染中毒有关,造成脑脊液生成过多,吸收缓慢。必须随访观察,排除其他引起颅内高压的疾病。本病预后较好,可获缓解。

(2)脑血管意外:起病急,常有高血压病史,多见于中老年人,前驱症状不明显,可做 CT 检查以资鉴别。

(3)蛛网膜炎:颅后窝及视交叉蛛网膜炎常导致颅压增高,可通过脑脊液检查、CT 或 MRI 检查做出鉴别。

(4)脑脓肿:前期常有感染病灶如慢性胆脂瘤性中耳炎、肺脓肿、败血症、皮肤痈疖、拔牙或感冒样病史等。起病时常有发热,并可有脑膜刺激征,周围血常规有白细胞增高,脑脊液内有炎症细胞等均有助于鉴别,CT 或 MRI 可明确诊断。

(5)脑寄生虫病:均有颅内压增高症状及抽搐发作。但脑寄生虫病患者常与感染源有接触史,如在大小便、痰液检查中发现寄生虫卵,则有助于鉴别。

【治疗】

总体上采用以手术治疗为主的综合性治疗。颅内良性肿瘤若能经手术完全切除,基本上可望根治。恶性肿瘤则虽经各种综合治疗,仍难以取得满意的疗效,有待进一步研究。

1.手术治疗

(1)生长于可以用手术摘除部位的肿瘤,一般应首先考虑手术治疗。

(2)有脑疝征象的病例,应紧急手术。

(3)对于特殊部位的肿瘤,如脑干肿瘤,可采用姑息手术,如减压术、脑脊液分流术、脑室引流术等,以缓解颅内压增高。

2.放射治疗

可以分为立体放射治疗及普通放射治疗两类,前者如伽玛刀等。对于直径小于 3cm,又没有重要结构受累的某些肿瘤,伽玛刀治疗亦可作为首选方案;普通放射治疗主要用作手术辅助治疗或不能手术肿瘤的姑息治疗。

(1)对各种胶质瘤、垂体腺瘤、生殖细胞瘤、脊索瘤及一部分转移瘤有一定疗效。

(2)放射治疗具有一定不良反应,可见局部脑血管栓塞,胶质细胞增生,神经元退化等。

3.化学治疗

化疗是脑瘤综合治疗中的一环。目前首选的是亚硝脲类的卡莫司汀(卡氮芥,BCNU)、洛莫司汀(环己亚硝脲,CCNU)和司莫司汀(甲环亚硝脲,MeCCNU)。后者更优,能通过血-脑屏障,毒性反应较小,对细胞增生、分裂时相均有作用。化疗的缺点是不良反应大,应加以注意。

4.对症治疗

(1)对于颅内压增高的脑瘤患者,如不能立刻接受手术治疗,可选用脱水药物以暂时降压。如:①20%甘露醇;②50%葡萄糖;③30%尿素等静脉快速滴注。对于细胞毒性水肿,在应用脱水药物的同时,加用糖皮质激素静脉滴注,效果较好。

(2)对有癫痫发作患者可选用抗癫痫药物,如苯妥英钠、丙戊酸钠、卡马西平、苯巴比妥等。

第三节　头皮损伤

一、头皮血肿

头皮血肿多因钝器伤所致,可按解剖层次分为皮下血肿、帽状腱膜下血肿和骨膜下血肿三种。

1.皮下血肿

特点为小、圆、痛,可自行吸收,一般不需特殊处理。

2.帽状腱膜下血肿

由于帽状腱膜下组织疏松,血肿可蔓延至全头部。小儿及体弱者可导致休克或贫血。巨大的血肿可能需4~6周才吸收。采用局部适当加压包扎,有利于防止血肿的扩大。为避免感染,一般不采用穿刺抽血。若血肿较大,则应在严格皮肤准备下,无菌穿刺抽吸,再做加压包扎。若继发感染化脓,则切开引流,防止感染向颅内发展。

3.骨膜下血肿

多见于初生儿,由产伤所致。血肿以骨缝为界,中央有波动感,边缘因血块和骨膜增厚稍隆起,形似凹陷性骨折。诊断时应注意是否伴有颅骨骨折,甚至脑损伤的可能。处理原则与帽状腱膜下血肿相似,但颅骨骨折者不宜强力加压包扎。

二、头皮裂伤

头皮裂伤可由锐器或钝器伤所致。头皮裂伤时,若帽状腱膜已破,头皮伤口将全部裂开;帽状腱膜未破,头皮伤口仅部分裂开。由于头皮血管丰富,出血较多,可引起失血性休克。处理时须着重检查有无颅骨和脑损伤,对头皮裂伤本身除按照压迫止血、清创缝合原则外,尚应注意:①检查伤口深处有无骨折或碎骨片,如果发现有脑脊液或脑组织外溢,须按开放性脑损伤处理;②头皮血供丰富,一期缝合的时限允许放宽至伤后24小时。

三、头皮撕脱伤

头皮撕脱伤多因发辫受机械力牵扯,使大块头皮自帽状腱膜下层或连同颅骨骨膜被撕脱所致,它可导致失血性或神经性休克。治疗应在压迫止血、防治休克、清创、抗感染的前提下,行中厚皮片植皮术,对骨膜已撕脱者,需在颅骨外板上多处钻孔至板障,待肉芽组织生长后植皮。条件允许时,应采用显微外科技术行小血管吻合、头皮原位缝合。

第四节 颅骨骨折

颅骨骨折是指颅骨受暴力作用所致颅骨结构改变。颅骨骨折按骨折部位分为颅盖与颅底骨折;按骨折形态分为线形、星形、粉碎性与凹陷性骨折;按骨折与外界是否相通,分为开放性与闭合性骨折。引起颅骨骨折的暴力,常足已损伤脑组织,故关键是及时诊治脑合并伤。

一、颅盖骨折

(一)诊断

主要依靠颅骨正侧位 X 线摄片,对疑有凹陷性骨折者,尚需加摄切线位片,以确定凹陷的深度。

(二)治疗

1.线形或星形骨折

不必特别处理。当骨折线跨过硬脑膜中动脉沟或静脉窦时,要警惕硬脑膜外血肿的发生,需严密观察或 CT 检查。

2.粉碎性骨折

一般不需处理。如果碎骨片刺入脑组织,特别是开放伤,则需手术摘除,缝合硬脑膜。

3.凹陷性骨折

下陷较轻,未引起脑受压,可不处理;凹陷范围大于 3~5cm,深度超过 1cm,伴颅内压增高,尤其位置相当于运动区或语言中枢时,须手术将下陷骨片撬起复位。静脉窦附近的凹陷性骨折,可伤及窦壁,但因骨片压堵未发生出血,如无症状,不做复位;必须复位者,要做好充分止血、输血准备,否则可引起术中大出血。

二、颅底骨折

颅底的线形骨折多为颅盖骨折的延伸,也可由间接暴力所致,几乎都合并脑损伤,且大多数为开放性颅脑损伤。

(一)诊断

可依据外伤史,耳、鼻出血或脑脊液漏,皮下淤斑,脑神经损伤等做出初步诊断。X 线检查意义不大,CT 对骨折的诊断有帮助,还可了解有无脑损伤。

1.颅前窝骨折

累及眶顶和筛骨,可有鼻出血、眶周广泛淤斑("熊猫眼"征),以及广泛球结膜下淤斑等表现。若脑膜、骨膜均破裂,则合并脑脊液鼻漏(脑脊液漏提示开放性颅脑损伤)。若筛板或视神经管骨折,可合并嗅神经或视神经损伤。

2.颅中窝骨折

如累及蝶骨,可有鼻出血或合并脑脊液鼻漏,脑脊液经蝶窦由鼻孔流出。若累及颞骨岩部,脑膜、骨膜及鼓膜均破裂时,则合并脑脊液耳漏;若鼓膜完整,脑脊液则经咽鼓管流至鼻咽部,可误认为鼻漏。常出现同侧面瘫、耳聋、耳鸣等。

3.颅后窝骨折

累及颞骨岩部后外侧时,多在伤后1~2天出现乳突部皮下淤斑(Battle征)。若累及枕骨基底部,可在伤后数小时出现枕下部肿胀及皮下淤斑。枕骨大孔附近骨折,可合并舌咽神经、迷走神经、副神经、舌下神经损伤。

(二)治疗

颅底骨折本身无须特别治疗,应着重观察有无脑损伤及处理脑脊液漏、脑神经损伤等并发症。合并脑脊液漏时,需使用抗生素预防颅内感染,不可堵塞或冲洗,禁忌腰穿,取头高位卧床休息,避免用力咳嗽、打喷嚏和擤鼻涕。绝大多数漏口会在伤后1~2周自愈。如超过1个月仍未停止漏液,可考虑手术修补硬脑膜以封闭瘘口。对伤后视力减退,疑为碎骨片挫伤或血肿压迫视神经者,应争取在12小时内行视神经探查减压术。

第五节　脑损伤

脑损伤分为原发性和继发性两大类。原发性脑损伤指暴力作用于头部时立即发生的脑损伤,主要有脑震荡、脑挫裂伤等。继发性脑损伤指受伤一定时间后出现的脑受损病变,主要有脑水肿和颅内血肿。脑水肿继发于脑挫裂伤;颅内血肿因颅骨、硬脑膜或脑的出血而形成,与原发性脑损伤可相伴发生,也可单独发生;继发性脑损伤因产生颅内压增高或脑压迫而造成危害。原发性脑损伤如果有症状或体征,在受伤时立即出现,并且不再继续加重。同样的症状或体征,如果不在受伤时出现,而是在伤后过一段时间出现,且有进行性加重趋势;或受伤当时已出现的症状或体征,在伤后呈进行性加重趋势,皆属于继发性脑损伤表现。区别原发性和继发性脑损伤有重要临床意义,原发性脑损伤无须开颅手术,其预后主要取决于伤势轻重;继发性脑损伤,尤其是颅内血肿多需及时开颅手术,其预后与处理是否及时、正确有密切关系。

按脑组织是否与外界相通,脑损伤还分为开放性和闭合性脑损伤两类。凡硬脑膜完整的脑损伤均属闭合伤;硬脑膜破裂,脑组织与外界相通者则为开放伤。

造成闭合性脑损伤的作用力可概括为两种:①接触力:物体与头部直接碰撞,由于冲击、凹陷骨折或颅骨的急速内凹和弹回,而导致局部脑损伤。②惯性力:来源于受伤瞬间头部的减速或加速运动,使脑在颅内急速移位,而导致多处或弥散性脑损伤。受伤时头部若为固定状态,则只受接触力影响;运动中的头部突然受阻于固定物体,除有接触力作用外,尚有因减速引起的惯性力起作用。仅由接触力造成的脑损伤,其范围可较为固定和局限,可无早期昏迷表现;而由惯性力引起的脑损伤则分散和广泛,常有早期昏迷表现。通常将受力侧的脑损伤称为冲击伤,其对侧者称为对冲伤。

一、脑震荡

(一)临床表现与诊断

脑震荡表现为一过性的脑功能障碍,主要症状是受伤当时立即出现短暂的意识障碍,可为神志不清或完全昏迷,常为数秒或数分钟,一般不超过半小时。清醒后大多不能回忆受伤当时乃至伤前一段时间内的情况,称为逆行性遗忘。较重者在意识障碍期间有皮肤苍白、出汗、血压下降、心动徐缓、呼吸浅慢、肌张力降低、各生理反射迟钝或消失等表现,但随着意识的恢复很快趋于正常。此后可能出现头痛、头昏、恶心、呕吐等症状,短期内可自行好转。神经系统检查无阳性体征,脑脊液检查无红细胞,CT 检查颅内无异常发现。

(二)治疗

单纯脑震荡无须特殊治疗,可卧床休息一周,酌用镇静、止痛药物。同时进行心理治疗,消除患者的恐惧心理,一般可在 2 周内恢复正常,预后良好。

二、脑挫裂伤

(一)病理

脑挫裂伤是外力造成的原发性脑器质性损伤,既可发生于着力部位,也可在对冲部位。轻者仅见局部软膜下大脑皮质散在点片状出血;重者可有大脑皮质及白质广泛挫伤、破裂、局部出血和水肿,进一步发展可形成血肿。脑挫伤指脑组织遭受破坏较轻,软脑膜尚完整者;脑裂伤指软脑膜、血管和脑组织同时有破裂,伴有外伤性蛛网膜下隙出血。两者常同时并存,临床上又不易区别,故常合称为脑挫裂伤。

(二)临床表现与诊断

1.意识障碍

是脑挫裂伤最突出的症状之一。受伤当时立即出现,其程度和持续时间与脑挫裂伤的程度、范围直接相关,可持续数分钟至数小时、数日、数月,但绝大多数在半小时以上,重症者可长期持续昏迷。

2.头痛与恶心、呕吐

可能与颅内压增高、自主神经功能紊乱或外伤性蛛网膜下隙出血等有关,后者还可有脑膜刺激征、脑脊液检查有红细胞等表现。

3.局灶症状与体征

受伤当时立即出现与伤灶相应的神经功能障碍或体征,如运动区损伤出现锥体束征、肢体抽搐或偏瘫,语言中枢损伤出现失语等。发生于"哑区"的损伤,则无局灶症状或体征出现。

4.颅内压增高与脑疝

为继发脑水肿或颅内血肿所致,使早期的意识障碍或瘫痪程度加重,或意识好转、清醒后又变为模糊,同时有血压升高、心率减慢、瞳孔不等大以及锥体束征等表现。

5.CT 检查

为最常用最有价值的检查。伤灶表现为低密度区内有散在的点、片状高密度出血灶影及周围脑水肿,严重者脑室受压可见中线结构移位等情况。

(三)治疗

1.病情观察

(1)意识:意识观察最重要,意识分为意识清楚、意识模糊、浅昏迷、昏迷和深昏迷五个级别。临床广泛应用的是 Glasgow 昏迷评分法,从睁眼、言语和运动三方面的积分评估意识障碍程度。最高为 15 分,表示意识清楚,8 分以下为昏迷,最低为 3 分。

按 Glasgow 昏迷评分法,昏迷时间在 30 分钟以内,处于 13～15 分者为轻度脑损伤;昏迷时间为 30 分钟至 6 小时,处于 8～12 分者为中度脑损伤;昏迷超过 6 小时,处于 3～7 分者为重度脑损伤。

(2)瞳孔:注意瞳孔变化出现的迟早、有无继续加剧以及有无间接对光反应等。

(3)神经系体征:原发性脑损伤引起的偏瘫等局灶体征,在受伤当时已经出现;继发性脑损伤则在伤后逐渐出现。

(4)生命体征:注意呼吸、脉搏、心率、心律、血压、体温以及颅内压等改变。

(5)其他:剧烈头痛或烦躁不安等症状可能为颅内压增高或脑疝预兆。

2.一般处理

(1)体位:意识清醒者抬高床头 15°～30°,以利颅内静脉血回流。昏迷患者宜取侧卧位或侧俯卧位,以免呕吐物误吸。

(2)保持呼吸道通畅:清除呼吸道分泌物,短期不能清醒者应早做气管切开。

(3)营养支持:早期可采用肠外营养,一般 3～4 天肠蠕动恢复后,可经鼻胃管肠内营养。长期昏迷患者考虑胃造瘘术。

(4)对症治疗:对躁动不安者,如为疼痛、尿潴留、颅内压增高引起,予以相应处理;如癫痫发作,予以抗癫痫药物联合控制;对高热者,如排除感染因素后,中枢性高热给予冬眠低温治疗。

(5)复苏治疗:巴比妥类药物有清除自由基、降低脑代谢率作用,可改善脑缺血缺氧。神经节苷脂、盐酸纳洛酮、胞二磷胆碱、乙酰谷酰胺等药物和高压氧治疗对患者苏醒有帮助。

3.防治脑水肿

控制脑水肿和脑肿胀是治疗脑挫裂伤最为重要的环节之一。

4.手术治疗

手术方法包括脑挫裂伤灶清除、额极或颞极切除、颞肌下减压或骨瓣切除减压等。

三、颅内血肿

颅内血肿是颅脑损伤中最常见最严重的继发病变,按出血部位分为硬脑膜外血肿、硬脑膜下血肿和脑内血肿。颅内血肿的一般临床特点是伤后发生进行性颅内压增高。按血肿引起颅内压增高或早期脑疝症状所经历的时间分类:3 日内发生者为急性型;3 日后至 3 周内发生者为亚急性型;3 周后发生者为慢性型。

(一)硬脑膜外血肿

1.形成机制

与颅骨损伤有密切关系,骨折或颅骨的短暂变形撕破位于骨沟内的硬脑膜动脉或静脉窦引起出血,或骨折的板障出血。血液积聚于颅骨与硬脑膜之间。由于颅盖部的硬脑膜与颅骨易于分离,故硬脑膜外血肿多见于颅盖部。引起颅内压增高与脑疝所需的出血量,一般成人小脑幕上达 20ml 以上,小脑幕下达 10ml 时,即可引起,绝大多数属急性型,出血来源以脑膜中动脉最常见。少数由静脉窦或板障出血形成的血肿出现症状较迟,可表现为亚急性或慢性型。血肿最常见于颞区,多数为单个血肿,少数可为多个。

2.临床表现与诊断

(1)外伤史:颅盖部,特别是颞部的直接暴力伤,局部有伤痕或头皮血肿,颅骨 X 线摄片发现骨折线跨过脑膜中动脉沟。或枕部受伤,颅骨 X 线摄片发现骨折线跨过横窦沟。

(2)意识障碍:血肿本身引起的意识障碍为脑疝所致,通常在伤后数小时至1~2天发生。因受原发性脑损伤的影响,意识障碍的类型有三种:①原发脑损伤轻,伤后无原发昏迷,待血肿形成后开始出现意识障碍(清醒→浅昏迷);②原发脑损伤略重,伤后一度昏迷,随后完全清醒或好转,但不久又陷入昏迷(昏迷→中间清醒或好转→昏迷);③原发脑损伤较重,伤后昏迷进行性加重或持续昏迷。因为硬脑膜外血肿患者的原发性脑损伤一般较轻,所以大多表现为①、②种情况。

(3)颅内压增高:患者在昏迷前或中间清醒(好转)期常有头痛、恶心、呕吐等颅内压增高症状,伴有血压升高、呼吸和脉搏缓慢等生命体征改变。

(4)瞳孔改变:形成小脑幕切迹疝时,患侧瞳孔一过性缩小→患侧瞳孔散大→双侧瞳孔散大;对光反应由迟钝→消失。

(5)锥体束征:早期出现的一侧肢体肌力减退,如无进行性加重表现,系脑挫裂伤等原发脑损伤的局灶体征。但血肿增大引起小脑幕切迹疝时,可出现对侧肌张力增高的锥体束征。脑疝发展至脑干严重受压时,出现去大脑强直。

(6)CT 检查:颅骨内板与硬脑膜之间有双凸镜形或弓形密度增高影。CT 检查还可明确定位、计算出血量、了解脑室受压及中线结构移位,以及脑挫裂伤、脑水肿、多个或多种血肿并存等情况。

3.治疗

(1)手术治疗:急性硬脑膜外血肿原则上一经确诊立即手术。多采用骨瓣或骨窗开颅,清除血肿,妥善止血。

(2)非手术治疗:伤后无明显意识障碍,病情稳定,CT 扫描血肿量<30ml,中线结构移位<1cm者,可在密切观察前提下保守治疗。

(二)硬脑膜下血肿

1.形成机制

硬脑膜下血肿是指出血积聚于硬脑膜下腔.是颅内血肿中最常见者,常呈多发性或与别种血肿合并发生。按是否伴有脑挫裂伤而分为复合性血肿和单纯性血肿。急性和亚急性硬膜下血肿多为复合性血肿,出血的来源多为脑挫裂伤所致的脑皮质血管破裂,也可由脑内血肿穿破皮层流到硬脑膜下腔。太多由对冲性脑挫裂伤所致,好发于额极、颞极及其底面,可视为脑挫裂伤的一种并发症。慢性硬脑膜下血肿好发于老年人,多有轻微头部外伤史。

2.临床表现与诊断

(1)急性和亚急性硬脑膜下血肿:①脑挫裂伤较重,血肿形成较快一,表现为意识障碍进行性加深;②脑挫裂伤较轻,血肿形成较慢,可有意识好转期存在;③CT 检查于颅骨内板与脑表面之间可见高密度、等密度或混合密度的新月形或半月形影。

(2)慢性硬脑膜下血肿:①慢性颅内压增高症状,如头痛、恶心、呕吐和视盘水肿等;②血肿压迫所致的局灶症状和体征,如偏瘫、失语和局限性癫痫等;③脑萎缩、脑供血不全症状,如智力障碍、精神失常和记忆力减退等;④CT 表现为颅骨内板下低密度的新月形、半月形影,其特点为血肿常有厚薄不一的包膜包绕。

3.治疗

急性和亚急性硬脑膜下血肿的治疗原则与硬脑膜外血肿相仿。慢性硬脑膜下血肿患者凡有明显症状者立即手术,首选钻孔置管引流术。

(三)脑内血肿

1.形成机制

脑内血肿比较少见,常与枕部着力时的额、颞对冲性脑挫裂伤同时存在。脑内血肿有两种类型:浅部血肿的出血均来自脑挫裂伤灶,血肿位于伤灶附近或伤灶裂口中,部位多与脑挫裂伤的好发部位一致;深部血肿多见于老年人,血肿位于白质深部,脑表面可无明显挫伤。

2.临床表现与诊断

以进行性意识障碍加重为主,其意识障碍过程受原发性脑损伤程度和血肿形成的速度影响。CT 检查可在脑挫裂伤灶附近或脑深部白质内见到圆形或不规则高密度血肿影,同时可见血肿周围的低密度水肿区。

3.治疗

行开颅血肿清除或钻孔引流术。预后较差,病情发展较快,死亡率高达 50％左右。

第六节　脊髓损伤

脊髓损伤在平时或战时都不少见,它给国家、社会、家庭、个人所造成的经济及身心损失,颇为严重。其发病率的统计中,并不包括早期死亡和未能入院的病例。根据有关资料,本病的总发病率介于 11.5～23.0/(百万人口·年)。损伤多见于年轻的成人,60％的患者年龄介于16～30 岁,大约 85％的患者是男性,15％是女性。病死率为 4.4％～16.7％。

所有致伤原因中 40％是交通意外事故所引起;25％是暴力引起;21％是坠落引起;10％与潜水有关;另外 4％为工作及运动相关的损伤。

脊髓损伤最常见的受损水平是中低颈髓。其次是胸腰交界处,受损节段的分布不同与损伤时的具体情况和患者的年龄很有关系,而且常伴有明显的骨与软组织的改变。在婴儿及年幼儿童,由于其生物力学原因、骨及软组织的成分原因、脊椎关节面方向及头颅与躯干比例不对称等,其枕颈交界及颈胸交界处是最易受损的部分。而在老年人由于退行性改变及缺乏柔韧性,很易使受伤邻近的脊髓受损。

一、分类

按照与外界的沟通情况,脊髓损伤可分为开放性与闭合性。前者指有蛛网膜下隙与外界相通;后者则无。

按照着力点与损伤的关系,分为直接性与间接性。前者指外力直接作用于脊髓,损伤部位与外力作用部位一致;后者指外力作用使脊柱发生过伸、过屈及扭转等再影响到脊髓,损伤点一般在外力作用的远端。与脊髓血供有关的损伤也属于间接性损伤。

按照作用力的形式,分为:

(1)外力作用于头顶或与脊柱纵轴平行的方向,引起脊柱的过伸或过屈动作,各椎体互相挤压而致压缩性骨折,后纵韧带和棘上韧带可断裂,上一椎体向前移位,脊髓被压于上一椎板与下一椎体后缘之间而损伤。或使脊柱呈"折刀样"向前屈曲,导致椎体的压缩性骨折,碎骨片突入椎管,压迫脊髓。

(2)外力作用方向使脊柱过伸,使增厚的黄韧带皱折突入椎管,脊髓被挤于黄韧带与增生的椎体后缘之间。

(3)外力作用与脊髓垂直,引起椎板骨折塌陷,关节突骨折,前后纵韧带撕裂。脊髓可因椎板的塌陷而致伤,亦可被压于上下两脱位的椎体之间而致伤。

(4)外力牵拉脊髓,如臀位生产时的产伤,牵拉时易使脊髓受损。

按照损伤程度,一般可以分为:完全性及不完全性。区分这两种损伤的主要目的在于不完全性损伤有着更好的预后。美国脊髓损伤协会(ASIA)的损伤评分:A:完全性损伤,无运动及感觉功能存留;B:不完全性损伤,感觉功能保存,无运动功能;C:不完全性损伤,损伤水平以下的运动功能保存,但其主要肌力小于3度;D:不完全性损伤,损伤水平以下的运动功能保存,其主要肌力大于或等于3度;E:正常,运动及感觉功能正常。

二、诊断

(一)临床表现

脊髓损伤后的共同性表现有:

1.脊髓休克

脊髓受损后损伤平面之下完全性迟缓性瘫痪,各种反射、感觉及括约肌功能消失,数小时内开始恢复,2~4周完全恢复。在较严重的损伤也有脊髓休克的过程,一般在3~6周后才逐渐出现受损水平以下的脊髓功能活动。在脊髓休克期很难判断脊髓受损是功能性的还是器质性的。但受伤当时或数小时内即有完全性的感觉丧失,特别是肢体瘫痪伴有震动觉的丧失,提示有器质性损伤。脊髓休克时间越长,说明脊髓损伤越严重。

2.感觉障碍

脊髓完全损伤者受损平面以下各种感觉均丧失;部分损伤者则视受损程度不同而保留部分感觉。

3.运动功能

在脊髓休克期过后,受损平面以下的运动功能仍完全消失,但肌张力高,反射亢进;部分损伤者则在休克期过后逐步出现部分肌肉的自主活动。脊髓损伤后出现受损节段支配肌肉的松弛、萎缩及腱反射消失等下运动神经元损伤的体征时,有定位诊断的意义。

4.反射活动

休克期过后,受损平面以下肢体反射由消失逐渐转为亢进,张力由迟缓转为痉挛。脊髓完全性损伤为屈性截瘫,部分性损伤呈现出伸性截瘫。有时刺激下肢可引起不可抑制的屈曲与排尿,称总体反射。

5.膀胱功能

脊髓休克期为无张力性神经源性膀胱;脊髓休克逐渐恢复后表现为反射性神经源性膀胱和间隙性尿失禁;脊髓恢复到反射出现时,刺激皮肤会出现不自主的反射性排尿,晚期表现为挛缩性神经源性膀胱。

6.自主神经功能紊乱

常可出现阴茎异常勃起、Horner 综合征、麻痹性肠梗阻、受损平面以下皮肤不出汗及高热等。

7.其他

有部分患者脊髓损伤后有特定的表现或综合征对于诊断有帮助。1985 年,人们提出 Brown-Sequard 综合征,典型的这种损伤是由贯穿伤或刺入伤引起解剖上一侧脊髓的切断,虽然单纯以这种形式的损伤临床并不多见,但常有患者出现类似的症状,功能上脊髓半切。以下是另外几个较常见的综合征:

(1)脊髓中央损伤综合征:是最常见的颈椎综合征,主要见于年龄较大者尤其是中老年男性,损伤通常是过伸性的。除了一些脊椎肥大等原发改变外,在 X 线上多无或很少有异常表现。临床表现为四肢瘫,但上肢的瘫痪要重过下肢,上肢为迟缓性瘫,下肢为痉挛性瘫。开始时即有排便及性功能障碍。大多数患者能恢复,并逐渐进步使神经功能达到一个稳定水平。恢复过程中,下肢先恢复,膀胱功能次之,上肢较慢尤其是手指。

(2)前脊髓损伤综合征:由于过屈或脊椎轴性负荷机制所引起。常伴有脊椎骨折和(或)脱位及椎间盘脱出。CT、脊髓造影或磁共振常可显示椎管前部及脊髓受压。临床表现为受伤水平以下总的运动功能丧失,及侧束感觉功能(疼痛及温度)丧失,而后束功能(本体感觉及位置觉等)不受影响。其预后要比脊髓中央损伤综合征差。

(3)圆锥综合征:圆锥综合征常伴有胸腰段脊髓损伤。其特点是脊髓与神经根合并受累(如圆锥与马尾受损),同时存在上运动神经元及下运动神经元的损伤。圆锥成分的损伤与较上水平的脊髓损伤的预后相似,即完全性损伤预后差,不完全性损伤预后较好。马尾神经根损伤的预后较好。

(4)马尾综合征:圆锥综合征的受伤常是从 T_{11} 至 L_1 水平,而马尾综合征见于从 L_1 到骶水平损伤,这些患者表现为单纯的下运动神经元损伤,不但下肢反射降低而且肠及膀胱反射也降低。临床上常呈现出不完全性及不对称性,并有好的预后。

(5)急性 DeJerine 洋葱皮样综合征:这类损伤位于高颈位,由于三叉神经脊髓束受损所致。面及额部麻木,感觉减退及感觉缺失环绕于口鼻部呈环状。躯体的感觉减退水平仍于锁骨下,四肢有不同程度的瘫痪。

(6)Bell 交叉麻痹综合征:损伤延、脊髓交界处的锥体束交叉。由于上肢的运动纤维交叉在先,在相当于延髓下端水平已交叉完毕,而下肢的运动纤维在颈 1~2 段交界处才交叉完毕。在寰椎枕部或寰枢椎间有损伤时可引起本综合征。其特点为四肢有不同程度的选择性瘫痪,上肢瘫痪较重,但一侧重于另一侧;两下肢的瘫痪较轻,但与上肢相反,另一侧重于一侧。

(二)辅助检查

作整个脊椎的前后位片及侧位 X 线片,有时须作颈椎张口位片。CT 可以较好地显示骨,磁共振显示软组织的解剖及病理改变。X 线片、CT 及磁共振对于脊髓损伤不仅是诊断需要,而且还有监护及判断预后的作用。

三、治疗

(一)院前急救

医务人员在事故现场建立了足够气道、通气及输液后,应仔细搬运受伤的患者,即搬运时应将患者放置于正中平卧位,并固定在一个合适的脊髓平面,头两侧放置沙袋,前额用绷带固定,使气道保持通畅。有作者提出作至少颈伸 15°的 Trendelenburg 体位(即头低足高仰卧位),以减少误吸与休克。怀疑有颈椎损伤患者可以用颈托。对于可疑或意识不清的患者,采用多人搬运及木板运送方法,并用固定带固定头颈部及伤部。

(二)院内治疗

1.医院内初步处理外伤患者生命抢救的步骤

①基础生命的抢救(气道、呼吸及心跳,简称 ABC);②复苏;③其他抢救;④妥善的护理。

有学者扩大了基础生命抢救的 ABC 至 ABCDE,新的 D 为:disability(神经功能的评价),E 为:exposure(除去被检查者所有衣裤)。在检查脊髓损伤患者时应注意常有多系统的损伤出现。如患者不能吐出或吞下分泌物、呼吸不规则,应及时气管插管,插管应在喉镜介导下经鼻或口腔作气管插管而不能活动头及颈。在脊髓损伤急性期,患者膀胱及胃肠道张力低下,以及损伤水平以下对于伤害性刺激的反应消失,应给予导尿管及胃管。

2.牵引疗法

X 线检查后,最先考虑的是用颈牵引来达到重建头及颈的正常排列。在有颈髓神经功能损害而在 X 线上无明显异常或仅有软组织损伤的患者,可给予 5 kg 的牵引力,但是有明显脱位或骨折的患者,牵引力应适量增加,但一般不宜超过 10 kg。

3.手术治疗及相关处理

在手术前应预防使用抗生素及皮质类固醇。手术治疗的目的为:①矫正及固定脊柱的骨折移位;②解除脊髓压迫,阻止脊髓中央出血性坏死的进展,促进神经功能障碍的早日恢复。

(1)手术适应证

1)开放性脊髓损伤患者,应尽早作清创术。目的在于去除压迫脊髓的碎骨片、枪弹、弹片、异物、血块及突出的椎间盘等,促使伤口一期愈合,变开放伤为闭合伤。

2)闭合性脊髓损伤患者的神经体征进行性加重,应尽早作椎板切除术,椎管探查及减压。

3)腰椎穿刺示蛛网膜下隙阻塞,经短期治疗无效者。

4)脊柱 X 线片示椎管内有碎骨片陷入者。

5)脊髓过屈性损伤并有颈椎间盘突出者,椎体压缩性骨折或骨折脱位引起前脊髓损伤综合征,经非手术治疗无效者。

6)对不能肯定的脊髓完全性损伤,可考虑做手术探查。

(2)不适合手术者

1)完全性的神经功能丧失而蛛网膜下腔通畅的患者。

2)急性颈脊髓中央损伤综合征。

3)悬吊性骨折。

4)有损伤性休克者。

5)医院条件不完善者。

(3)临床分类及处理:患者经过基本评价,包括病史、体格检查、神经功能检查及放射学检查,脊髓外伤患者应分为以下几类:

1)无脊髓外来压迫、无脊椎骨折或不稳定的患者:这类患者进行非手术治疗及观察。

2)无脊髓外来压迫,但有脊椎不稳定的患者:这类患者固定于治疗床上开始非手术治疗及观察,当症状稳定后作脊柱融合手术。

3)有脊髓外来压迫,而不能作牵引(胸或腰段)或减压失败(颈段)的患者:这些患者应在24小时内进行,手术重建患者椎管通畅及脊柱的复位。

4)有颈、胸或腹部的贯通伤,且威胁生命的脏器损害要重于神经功能障碍的患者:这些患者应先由普通外科医师作初步治疗,然后本科医师在适当时候再作手术,或与普通外科手术同时进行。

5)患者有脊柱及周围软组织贯通伤,但没有威胁生命的重要脏器损害,不须做手术探查。

6)有脊髓中央出血性坏死的患者,应予以手术。通过脊髓背面正中部切开,清除出血及排除儿茶酚胺类物质,并同时用低温盐水反复冲洗。

4.非手术治疗

(1)脱水治疗:常用的有20%甘露醇、高渗葡萄糖等。

(2)低温治疗。

(3)激素治疗:常用的有甲泼尼龙及地塞米松。

(4)其他:神经营养药如GM1等,抗纤溶制剂、抗5-羟色胺制剂、抗去甲肾上腺素制剂;高压氧等。

5.并发症及其治疗

急性脊髓损伤最常见的并发症仍是累及呼吸系统,由于肋间肌的瘫痪引起肺功能的改变,在多发外伤患者中可以出现肋骨及肺实质的直接外伤。对于高位四肢瘫患者常给予预防性气管插管,在动脉血氧不够或呼吸窘迫时应给予氧气,作气管插管应尽量经鼻气管插入,避免气管切开。在 C_{1-4} 损伤的四肢瘫患者如无自主呼吸应及早作气管切开,并做好慢性气道支持。

急性脊髓损伤者并发消化道出血时常可致命,故应静脉给予氢离子拮抗剂,放置胃管,维持胃分泌物低压引流,每4小时测试 pH。颈椎水平的急性脊髓损伤患者常有神经源性休克,这类伤员常表现为交感神经切除样综合征,如胃酸分泌增加,胃肠道相对缺血及无力,很易引起应激性溃疡。

急性脊髓损伤患者的另一主要死亡原因,是泌尿道感染伴败血症。密切的尿量输出监测,注意有无大体及显微镜下血尿,有导尿管的患者每4天应作一次尿细菌培养。另外,在 ICU 还有许多侵入性插管,如静脉插管、动脉插管、甚至心脏插管和颅骨牵引钳等,都有高并发脓毒血症的危险,因此各种诊疗措施均应严格无菌操作,并执行有关的护理常规。

患者通常出现分解代谢状态,故所有急性脊髓损伤患者入院后24小时,应给予中央静脉高营养支持,直到肠鸣音恢复后给予口服或鼻饲流质,以后逐渐改变,直至尽可能快地达到正常饮食。

四肢瘫的患者,失去皮肤感觉及主动翻身能力,久卧后凡骨突出的部位容易引起压疮,故应予以气垫床或胶垫,每2小时翻身一次,骨突部位皮肤保持清洁干燥。

第七节　三叉神经痛和舌咽神经痛

三叉神经痛是指三叉神经分布区的发作性剧烈疼痛。年发病率为1/10万,多见于老年人,70～79岁的年发病率为33.7/10万,小于40岁年发病率则为0.2/10万。女性略多于男性。

三叉神经痛可分为原发性和继发性两种。继发性三叉神经痛指有明确病因,如肿瘤、血管病变、多发性硬化或颅底畸形等,压迫或刺激三叉神经而引起面痛。舌咽神经痛是指局限于舌咽神经或者迷走神经的耳咽支分布区的发作性剧烈疼痛。舌咽神经痛少见,与三叉神经痛之比为1∶100。

一、诊断

(一)临床表现

大多数的三叉神经痛和舌咽神经痛患者有典型的病史和症状,是诊断本病的主要依据。医师要耐心、详细地询问病史,可请患者用手指点出面痛的发生部位,扩散范围,描述疼痛的性质,持续时间,疼痛的诱发原因、触发点、缓解过程以及相关症状等。

1.典型三叉神经痛的临床表现

(1)阵发、短暂而剧烈的疼痛,每次发作时间由数秒钟到几分钟。呈电灼、针刺、刀割、撕裂样,常伴面部肌肉抽搐,口角牵向一侧。

(2)疼痛间歇期如常人。睡眠时发作较少,但严重者可通宵发作,不能入眠或痛醒。发病早期,次数较少,间歇期较长,以后逐渐加重,发作频繁,甚至数分钟发作一次。可周期性发作,每次发作期可持续数周至数月,缓解期可由数天至数年不定。

(3)疼痛90%为单侧性,以右侧多见,按三叉神经分布,疼痛剧烈时可向颞部放射,但绝不扩散过中线。双侧疼痛仅为5%,多为单侧起病,另一侧起病较晚,一般为两侧各自发作。双侧发作往往合并多发性硬化。疼痛最常见于下颌支和上颌支。

(4)患侧三叉神经分布区常有触发点,如上、下唇、鼻翼、口角、门齿、犬齿、齿根、颊、舌等,稍加触动即可引起疼痛发作,饮水、刷牙、洗脸和刮须等也可诱发,严重者影响正常生活,患者常不敢进食、大声说话,甚至洗脸。

(5)患者因不敢洗脸、刮须、刷牙、进食,面部和口腔卫生常很差,营养不良,面色憔悴,精神抑郁,情绪低落。

(6)面部皮肤较粗糙,眉毛脱落,有时会出现角膜水肿、浑浊,麻痹性角膜炎,虹膜脱出,白内障,甚至咬肌萎缩。

(7)神经系统检查正常,因局部皮肤粗糙,面部触痛觉可轻度减退。

2.舌咽神经痛的临床表现

(1)男性较女性多见,起病年龄多在 35 岁以后。

(2)疼痛局限于舌咽神经及迷走神经耳支、咽支支配区,即咽后壁、扁桃体窝、舌根和外耳道深部等,可向耳朵、下颌和齿龈放射。

(3)一般为单侧性,双侧仅占 2%。疼痛如刀割、针刺、触电样,骤发,程度剧烈,历时数秒至 1 分钟不等,每日发作从几次至几十次。在大多数病例有明显的发作期和静止期,有时静止期长达 1 年以上。但不会自愈。

(4)通常由吞咽诱发,其他诱因有咳嗽、咀嚼、喷嚏等。

(5)约 10%的病例可发展为迷走舌咽性晕厥,即发作时出现心动过缓、心律失常、低血压、晕厥、抽搐甚至心脏停搏。

(6)约 10%的舌咽神经痛合并三叉神经痛。

(二)鉴别诊断

由于引起颜面部疼痛的疾病很多,因此在诊治时,应注意与下列主要疾病或病变鉴别。

1.颅外疾病

(1)牙痛:多为炎症所致,如急性牙髓炎、牙周炎、根尖周围炎、龋齿等。不分性别、年龄都可发生。牙痛发作常常沿三叉神经分布区放射至同侧上、下牙龈及头面部,易与三叉神经痛混淆。但是,典型的牙痛表现为牙龈及颜面部阵发性疼痛,后期为持续性胀痛或跳痛。牙齿对冷热敏感,刺激时能诱发剧烈的疼痛。口腔检查可见牙龈红肿,张口受限,叩痛等。详细牙科检查可明确诊断,治疗患牙,疼痛可消失。

(2)颞下颌关节痛:多因颞下颌关节功能紊乱、颞下颌关节炎等所致。疼痛多限于颞下颌关节区域,一般为自发性、持续性,与下颌骨运动有关。颞下颌关节部位可肿胀,左右不对称,有压痛,下颌运动受限,张口有弹响。若为炎症,白细胞计数一般升高。类风湿所致者血沉及抗"O"可增加。X 线片可见颞下颌关节间隙模糊、狭窄及骨质疏松等。

(3)偏头痛:为血管舒缩失衡所造成的单侧头痛。多见于青、中年女性,常有头痛史或明确家族史。发作前多有视觉先兆,如视力模糊,眼前出现黑点等。疼痛位置深在,范围可越出三叉神经分布区域。多为搏动性跳痛或钝痛。持续时间长,一般持续数小时,有的长达 1 天才能缓解,发作时往往伴有恶心、呕吐及颜面部运动紊乱等。服用麦角胺类药物可预防疼痛发作。某些剧烈疼痛在眼部及颞部,常夜间痛醒,伴患侧流泪,结膜充血,瞳孔缩小及鼻塞等,呈系列或丛集发生,称之为丛集性头痛。某些偏头痛发作后,可出现同侧眼肌麻痹,称之为眼肌麻痹性偏头痛。

2.脑神经痛

(1)蝶腭神经节痛:又称 Sluder 病,病因不详,可能与鼻窦感染有关。疼痛位于颜面深部,可由牙部发出,放射至鼻根、颧、上颌、眼眶、乳突、耳、枕、肩及手部等处,眼眶可有压痛。疼痛呈烧灼样,阵发性或持续性,无一定规律。发作时患侧鼻黏膜充血、阻塞,流泪等。行蝶腭神经节封闭可减轻疼痛。

(2)不典型面部神经痛:可能与血管运动障碍有关,也可能与交感神经系统障碍有关。多见于青壮年,疼痛分布不沿神经分布,往往超出三叉神经的分布范围。疼痛多由颜面开始,向额、顶、枕部甚至颈肩部放射。较弥散、深在,不易定位,无"扳机点",持续时间较长。发作时常常有同侧的自主神经系统症状如流泪、潮红、鼻黏膜充血。用普鲁卡因阻断神经传导不能抑制疼痛发作。而用血管收缩或镇痛药物常有效,组胺脱敏疗法也有一定疗效。

(3)膝状神经节痛:病因不清楚,可能与病毒感染有关。为发作性耳部疼痛,咀嚼、讲话和吞咽时不疼痛,但叩击面神经可诱发疼痛。

(4)三叉神经炎:可由流感、上颌窦炎、额窦炎、下颌骨骨髓炎、伤寒、疟疾、糖尿病、痛风、酒精中毒、铅中毒、食物中毒等引起。疼痛呈持续性,压迫神经分支疼痛加剧。三叉神经区感觉减退或过敏,可伴有运动支功能障碍。

3.颅内及鼻咽部肿瘤所致的颜面部疼痛

(1)脑桥小脑角肿瘤:以胆脂瘤最多见,其他有听神经瘤、脑膜瘤、血管瘤等。发病年龄较轻,持续时间较长。有面部痛觉减退或其他脑神经受累症状,如耳鸣、眩晕、听力降低、面瘫,当肿瘤刺激或浸润迷走或舌咽神经时伴有后组脑神经损伤的体征。头颅 CT 或 MRI 检查是诊断的重要依据。

(2)颅底恶性肿瘤(如鼻咽癌,其他转移癌等):因肿瘤侵犯颅底,骨质破坏或肿瘤浸润引起。多为持续性剧痛,可伴有颈部淋巴结肿大。若癌肿经破裂孔向颅内蔓延,侵犯第Ⅱ、Ⅲ、Ⅳ、Ⅴ、Ⅵ脑神经,患者除颜面部疼痛,还可出现面部麻木、复视、视物模糊、面瘫、眼肌麻痹、甚至眼球固定或失明等。颅底摄片或 CT 检查有骨质破坏,鼻咽部检查可发现原发性癌肿。

(3)三叉神经半月节或神经根部肿瘤:常为发作性剧痛。颅底摄片或 CT 骨窗位可见岩尖部骨质吸收或破坏、圆孔和卵圆孔扩大等。CT 或 MRI 检查有助诊断。

(4)其他需鉴别的疾病:有动脉瘤、蛛网膜炎、茎突过长、茎突韧带钙化、椎动脉粥样硬化、扁桃体炎和岩骨炎症等,详细的病史和体检,结合 CT 或 MRI 检查可与之鉴别。

二、治疗

原发性三叉神经痛和舌咽神经痛的治疗原则:明确诊断后,首选药物治疗,药物治疗无效方选用非药物治疗。继发性三叉神经痛主要是根治病因。

1.药物治疗

三叉神经痛和舌咽神经痛的药物治疗相同,必须正规用药。药物治疗无效或仅部分有效时,必须考虑诊断是否正确。如果诊断正确,用药方法得当或药物毒不良反应大,则可改用它药。

(1)卡马西平:1962 年 Blom 首先报道应用卡马西平治疗面部疼痛。目前仍是首选药物。其机制是降低神经元对刺激的反应。初服 200 mg,每天 1～2 次,症状不能控制,每天增加 100 mg,直至疼痛缓解或出现不良反应。最大剂量每天为 1 000～1 600 mg。不良反应约见于 30% 的病例,其中剂量依赖性的,有头晕、嗜睡、眼球震颤等。非剂量依赖性的有药物性肝炎、骨髓抑制、低钠血症、充血性心力衰竭、皮疹等。妊娠妇女忌用。周期性监测血常规非常必要,开始 2 个月每周一次,以后每年 4 次。剂量调整以临床症状的缓解程度和是否出现不良反应为主要依据,血药浓度测定没有帮助。

(2)巴氯芬(baclofen):作为卡马西平过敏患者的替代药物。为 γ 氨基丁酸(GABA)的衍生物,作用机制可能是在 GABA 受体突触前与之结合,抑制兴奋性氨基酸的释放以及单突触反射和多突触反射,缓解痉挛状态。一次 5 mg,每日 3 次,逐渐增加剂量。常见的不良反应有恶心、皮疹、头昏、嗜睡、肝功能影响、诱发癫痫等。

(3)苯妥英钠:1942 年 Bergouignan 首先运用苯妥英钠治疗面部疼痛。其机制也可能是降低神经元对刺激的反应。目前仅用于复发或不能耐受卡马西平的病例。每日 200~500 mg。与抗癫痫治疗不同,血药浓度与疼痛控制的效果不相关。不良反应有皮疹,肝脏损害,骨髓抑制等。

(4)七叶莲:为木通科野木瓜属又名假荔枝的一种草药。止痛疗效达 60% 左右。口服每次 0.4 g,每日 4 次。无严重不良反应,少数可有口干、中上腹不适,食欲减退、轻微头昏等,停药后可恢复。与苯妥英钠、卡马西平合用可提高疗效。

2.手术治疗

(1)三叉神经痛的微血管减压手术

1)适应证:①药物或经皮穿刺治疗失败者;②不能接受其他方法治疗后出现面部麻木者;③三叉神经第一支疼痛者;④患者一般状况较好,无严重器质性病变,能耐受手术;⑤排除多发性硬化或桥小脑角肿瘤等病变。

2)手术方法

患者体位:全身麻醉,侧卧位,患侧朝上,头向对侧旋转约 10° 并前屈,下颌离胸骨 2 横指,患侧肩用布带向下牵拉,使颈肩夹角大于 100°。

切口:二腹肌沟延长线与枕外粗隆至外耳道连线的交点为横窦与乙状窦的交角。在耳后发际内做 5~7 cm 皮肤直切口,下端略向内斜。若患者颈部短而粗,切口易加长,并向中线弯,以利暴露和操作。切口在交角上 1/3,交角下 2/3。

骨窗形成:快速静脉滴注甘露醇 250 mL。分层切开皮肤、肌层,直达颅骨,放置自动拉钩,暴露枕骨鳞部外侧部和乳突后部。形成骨窗约 3 cm×3 cm,外上缘必需暴露横窦和乙状窦起始部,这是获得良好暴露三叉神经根的重要标志。乳突气房打开,可用骨蜡封闭。在横窦下方 0.5 cm 处弧形剪开硬脑膜,并在外侧硬脑膜上作附加切口,使其尽量靠近横窦和乙状窦连接处,以便悬吊外侧硬脑膜,使横窦尽量向外上方牵开。

暴露三叉神经和微血管减压:经枕大池或桥小脑池释放脑脊液,用宽 1 cm 的脑压板翻起小脑外上部,在手术显微镜下锐性剪开岩静脉上的蛛网膜。如岩静脉不影响暴露,应尽量保留,进一步翻出小脑,首先暴露第 Ⅶ 和 Ⅷ 脑神经,在其上方和深部,可见三叉神经根和脑桥。蛛网膜常增厚,常需打开蛛网膜才能看清楚三叉神经的全长与周围结构的关系。锐性剪开三叉神经表面的蛛网膜。通常可发现邻近脑桥 1 cm 以内的三叉神经根受血管压迫。最常见的是小脑上动脉。判断神经受压的标准如下:距脑桥 0.5~1 cm 的三叉神经根上,血管与神经接触,神经上有压痕,并被推移或扭曲。由于侧卧位可引起小脑诸动脉移位,因此凡距三叉神经根 1~2 mm 内的血管可视为与神经有接触。要注意发现多发血管的压迫,特别是位于三叉神经根前部的血管易被忽略。小心地把压迫神经的血管游离和推开,先用小块吸收性明胶海绵垫于神经根后面。根据血管与神经的关系,可选用涤纶片单纯隔离法、血管包裹法或神经包裹法。不管用何种方法,关键是三叉神经根部减压必须"完全、彻底和可靠"。我们主张采用神经包裹法,即用涤纶片(1 cm×0.5 cm)包绕在进脑桥的三叉神经根上,如同"领套",有时可用一枚银夹夹住涤纶片两端。最后用吸收性明胶海绵覆盖在三叉神经蛛网膜破口上,以防涤纶片移动。如果是静脉压迫,可用双极电凝器凝固后切断,再按上法放置涤纶片。有下列情况时应做三叉神经感觉根切断术:多发性硬化斑压迫,应在硬化斑的近心端切断神经;血管与神经根粘连太紧,不能分离;必需牺牲供应脑桥的分支才能游离动脉;脑桥固有静脉压迫;未找到肯定压迫病因。手术方法:用45°微神经钩或剪,从下后侧开始割断脑桥旁三叉神经感觉根。如为第3支痛,割断感觉根50%;第2~3支痛,割断80%,三支全痛,割断全部感觉根。

关闭伤口:仔细止血后,清点棉片。用庆大霉素生理盐水冲洗术野,严密缝合硬脑膜。分层缝合肌层、皮下组织和皮肤。

术后处理:硬脑膜外置引流条24小时。头抬高30°卧床,2~3天后可活动。全身用抗生素2~3天。

3)疗效和并发症:1 204例三叉神经痛微血管减压术后,5年随访率91%,10年随访率87%。术后1周,疼痛完全缓解82%,部分缓解16% ,2%没有效果。术后1年,疼痛完全缓解75%,部分缓解9%。10年后,疼痛完全缓解64%,部分缓解4%。术后5年内疼痛的复发率为2% ,10年内为1%。常见的并发症有:脑脊液漏、听力障碍、面部麻木和脑膜刺激征等。

(2)舌咽神经痛的微血管减压术:

1)适应证:药物治疗无效的病例;排除继发于肿瘤的舌咽神经痛者。

2)手术方法麻醉和体位:同三叉神经痛微血管减压术。切口和骨窗同面肌痉挛微血管减压术,但皮肤切口和骨窗均偏下,接近颅后窝底。

舌咽神经的暴露:剪开硬脑膜后,用脑压板抬起小脑外下部,打开小脑延髓池侧角,从下向上依次辨认副神经、迷走神经和舌咽神经。颈静脉孔处舌咽神经位最上面(近内耳孔),其外形较细,为2条或几条小的神经纤维组成,其下为迷走神经,两者间有一狭窄的间隙或硬脑膜间隔。迷走神经比舌咽神经更细小,由多支纤维组成。再下方为副神经。在延髓下端,面神经根下方,橄榄核背侧2~4 mm处,舌咽神经进入脑干。舌咽神经的感觉根较粗大,位于运动根的背侧。

舌咽神经减压:压迫神经的血管多为小脑后下动脉及其分支、椎动脉等。采用"领套"法将舌咽神经入脑干段与周围血管隔离。舌咽神经和迷走神经第一支切断:用于找不到压迫血管或微血管减压无效者。用剥离子把颈静脉孔处的舌咽和迷走神经头端1~2根分支分别挑起,微剪切断。单纯切断舌咽神经止痛效果不佳。切断舌咽神经时少数患者可有血压增高,切断迷走神经分支可引起心脏期外收缩和血压下降。

关颅和术后处理:同三叉神经微血管减压。

3)疗效和并发症:手术后早期疗效,79%病例疼痛完全消失,10%部分消失,10%无效。经6~170个月随访,76%的病例疼痛完全消失,15%部分有效,8%疼痛仍然存在。绝大多数患者术后疼痛立即消失。少数有复发。术后常见的并发症主要是舌咽神经和迷走神经受损,约20%出现吞咽困难和呛咳,其中大部分为暂时性的,少数有永久的声嘶或饮水呛咳等,其他并发症如伤口感染、脑脊液漏等少见。死亡率低。

(3)三叉神经痛的经皮穿刺射频毁损术:1932年Kirschner报道经皮穿刺射频毁损三叉神经节治疗三叉神经痛,后White和Sweet等(1969年)规范了此治疗方法,并加以改进。治疗机制主要根据 Letcher Goldring 的研究发现,即与传导触觉的 Aalpha 和 Adelta 类纤维不同,传导痛觉的 Adelta 和 C 类纤维的动作电位可被较低的温度所阻断。射频治疗应用合适的温度,选择性地毁损三叉神经 Adelta 和 C 类纤维,达到治疗疼痛并保存面部触觉的目的。

1)适应证:①药物治疗无效或不能耐受药物不良反应者;②高龄或一般情况差,不能耐受开颅手术者;③合并多发性硬化者。

2)手术方法术前准备:患者可门诊手术或短期住院治疗。如术前患者全身情况较差,应先纠正。抗凝治疗者应暂停用抗凝剂。术前 6 小时禁食,常规术前用药。体位和穿刺部位标记:仰卧位。疼痛不论是左侧,还是右侧,右利手的手术者总站在患者的右侧。在患者面部标记 3 个解剖标志点:外耳道前 3 cm;瞳孔内侧下方;口角外侧 2.5 cm。前两点是卵圆孔的位置,第三点是针穿刺下颌皮肤的位置。

进针:消毒后,局麻下,口角外 2.5 cm 处进针(21 号腰穿针),手术者的示指放在翼突外侧的下方,防止刺破口腔黏膜,并将针导入卵圆孔的中部。在患者口内放置通气道,防止咬伤。在左右方向上,对准同侧瞳孔的内侧;在前后方向上,对准外耳道前 3 cm。在侧位 X 线透视下,在鞍底下方 5~10 mm,对准岩骨和斜坡的交角。进入卵圆孔时,患者突然感到疼痛,咬肌收缩。针芯拔除后三叉神经池的脑脊液会流出。进针必须在侧位 X 线透视监测下。避免进入其他骨孔,如眶上裂、颈静脉孔、颈内动脉管等。穿刺深度不得超过斜坡边缘后方 8 mm,否则可能损伤 Dorello 管内的展神经或刺入颞叶。若针尖偏向前靠近海绵窦,可能损伤滑车神经和动眼神经。避免损伤颈内动脉,穿到动脉时,针管会有搏动或发现监测节律性温度变化。

有三个点易损伤动脉:①破裂孔处,穿刺针偏内后方,会刺破动脉表面的软骨,刺到动脉;②下颌支腹侧的 Meckel 囊处,此处动脉无骨质保护,穿刺时偏后外方,并进入岩骨易入此处;③海绵窦处,穿刺偏前内侧,会损伤动脉。一旦穿到动脉,必须立即拔出针,用手压迫颈部颈内动脉片刻。留观 1~2 天。

射频治疗:电极直径 1 mm,表面绝缘,尖端裸露。在透视下,电极经导管放入,头端外露 5 mm。电极尖的位置再用电刺激进一步确定。刺激参数是:方波、50 Hz、0.2~0.3 V、间隔 1 毫秒。刺激引起疼痛或感觉异常,表示电极位置正确。射频毁损初始温度 60~70℃/60 s。患者面部出现与毁损神经分布一致区域的泛红,提示定位准确。重复检查患者面部感觉,当疼痛消失,触觉开始减退时,应停止治疗。如效果不明显时,温度可增加 5℃,增加 20~30 秒,增加毁损点。当获得预期治疗效果后,暂停毁损,15 分钟后,检查毁损灶是否固定不变。治疗结束后应观察患者 4 小时。术后注意保护角膜,经常用眼药水,注意口腔卫生。术后 1 周软食,避免咬硬物,逐渐活动锻炼下颌。

3)疗效和并发症:总结文献大组病例共 6 205 例,平均随访 6 年(2 个月至 33 年),疼痛缓解率为 98%(术后即刻),复发率为 23%,并发症发生率 0.2%,主要为面部麻木、角膜溃疡和咀嚼困难等。其他少见的并发症为颅内出血、脑梗死、脑膜炎、复视、颈内动脉海绵窦瘘、颞叶脓肿、癫痫。死亡率 0.03%。

(4)舌咽神经痛的经皮穿刺射频毁损术

1)适应证:年龄较大不适宜开颅手术的患者。

2)解剖基础:颈静脉孔在颅底形成直角三角形,顶点指向前内侧。自底面观察颅底发现颈静脉孔位于卵圆孔的正后方,其前外侧壁是颞骨,后内侧壁是枕骨。一条纤维或骨性带将颈静脉孔分成两部分。前内侧部较小,是神经部位,含舌咽神经。后外侧部较大,是静脉部位,含颈静脉球、迷走、副神经,偶有脑膜后动脉。这两部分通常是完全分开的。尸体解剖发现6%的舌咽神经行于骨管中,Andersch 最上神经节,在2/3病例中位于颈静脉孔或颅外,在1/3病例中位于颅内。

3)手术方法:手术准备同三叉神经痛的经皮穿刺射频治疗。徒手穿刺针方向与穿刺卵圆孔的方向位于同一水平位,但向后夹角为14°。在透视下颈静脉孔位于颞下颌关节后方,枕骨髁前方,距离鞍底27~33 mm。先选用1 ms、10~75 Hz、100~300 mV的电流或者40℃低温刺激,会引起患者耳和喉部疼痛,说明电极位置正确。应用60℃射频毁损90秒,以后增加5℃重复毁损,直到咽部疼痛消失。术中必须密切监护,如果刺激或损伤迷走神经,会发生严重的并发症,如高血压、低血压、心动过缓、晕厥、甚至心脏停搏。

4)疗效和并发症:90%以上病例疼痛缓解。常见的并发症有声音嘶哑、一侧声带麻痹和言语困难等。精确的定位、毁损时严密的观察和检查、选用较小的毁损电极可减少并发症,近来已经有报道应用立体定向方法,定位精确,以提高疗效,减少并发症。

(5)伽马刀放射外科治疗:1970年 Leksell 等应用伽马刀毁损三叉神经感觉神经根,以三叉神经节为靶点,治疗三叉神经痛。1993年 Hakanson 和 Lindquist 等报道选择三叉神经接近脑桥的神经根的位置作为靶点,取得较好的疗效。近来 Lunsford 和 Kondziolka 报道了应用高磁场的 MRI 定位,治疗80例三叉神经痛的经验。对舌咽神经痛尚无应用伽马刀治疗的报道。

1)适应证:①药物治疗无效或不能耐受药物不良反应者;②其他治疗无效或复发者;③合并多发性硬化者;④身体情况差或年迈不能耐受手术或不能因手术而停用某些药物(如抗凝剂)治疗者。

2)定位和靶点:CT 不能显示病灶,必须选用 MRI 定位。采用水平位和冠状位的增强的 T_1 加权,层厚1 mm 扫描,一般在脑桥中段的3~6张图像上,可以显示从脑桥至 Meckel 囊的三叉神经根。靶点是三叉神经的中点,一般在神经与脑干交点前方2~4 mm。

3)剂量:在 GammaPlan 工作站上进行剂量设计,用4 mm 的准直器,50%的等剂量线覆盖约4 mm 的三叉神经。最大剂量为70~80 Gy,剂量率要高。

4)疗效和并发症:治疗后可当天出院,一般在1~2个月80%~90%的病例疼痛缓解,其中70%的病例疼痛消失,其余明显缓解。治疗无效约10%。并发症发生率小于6%,主要为面部麻木。无死亡病例,无脑干和血管受损表现。但是如何选择三叉神经分支进行治疗,如何控制神经受照射的范围,有待于进一步研究。

(6)其他手术:三叉神经痛的手术治疗方法除上述外,还有一些经皮穿刺的方法,如经皮穿刺三叉神经球囊压迫治疗(近期疼痛缓解率93%,复发率21%,并发症1.7%)、经皮穿刺神经节甘油注射治疗(近期疼痛缓解率91%,复发率54%,并发症1%)和经皮穿刺慢性电刺激治疗等。而一些以往的破坏性手术,如神经节减压手术、部分神经切断术和神经节切除术等,由于疗效差、复发率高、损伤大,现已较少采用。

3.复发三叉神经痛的处理

虽然微血管减压可使95%~98%的三叉神经痛得到缓解,但是仍有一些患者术后无效或复发,经再次手术探查,常可见下列原因:①微血管减压不完全;②衬垫物如吸收性明胶海绵、肌肉等被吸收或移位;③衬垫物压迫或形成瘢痕压迫;④新的血管压迫,如动脉(特别是粥样硬化者)或静脉再通或侧支形成;⑤无明确原因。一般讲,术后早期复发或新开展这项手术缺乏经验者,以第一种原因多见。如在术后1年以上复发,则其他几种原因均有可能。

对复发三叉神经痛的处理,迄今无统一意见。有积极主张再手术探查,有主张改用药物或半月节毁损治疗等,我们认为应根据不同原因、复发发生的时间、患者的年龄和全身状态等综合考虑。下列情况,应再次手术探查:①术后近期内(3个月)发生;②不能排除手术技术因素;③患者全身情况良好,能耐受手术。再次手术探查时,除根据不同原因给予相应处理外,对无明确原因者,可作三叉神经感觉根切断术。

第八节　面神经麻痹和面肌抽搐

面神经麻痹引起面部肌肉运动功能丧失称为面神经瘫痪,又称面瘫。分为中枢性面瘫和周围性面瘫两类。中枢性面瘫是指面神经核以上至其大脑皮质中枢(中央前回下1/3)间的病损所引起的面肌瘫痪,又称核上性面瘫。周围性面瘫是指面神经核及面神经本身病损所引起的面瘫,又称核下性面瘫。面肌痉挛又称面肌抽搐或半侧颜面痉挛,是指一侧面部肌肉阵发性、节律性抽搐、痉挛或强直性发作。从眼轮匝肌开始,逐步向下扩大,波及口轮匝肌和面部表情肌,严重者引起面部疼痛,影响视觉、言语和睡眠,有数天至数月的发作间期。神经系统检查除轻度面瘫外,无其他异常。

一、诊断

(一)临床表现

1.面神经麻痹

(1)患侧面部表情肌完全瘫痪者,前额皱纹消失,眼裂扩大,鼻唇沟变浅,口角下垂,歪向健侧,患侧不能做皱额、提眉、闭目、吹气和�’嘬嘴等动作。闭目时,眼球转向上、外方露出角膜下缘的巩膜,称为贝尔现象。鼓颊和吹口哨时漏气。进食时食物残渣常滞留于患侧的齿颊间隙内,并常有口水自该侧淌下,泪液外溢。患侧的眼轮匝肌反射减弱或消失。

(2)根据面神经在面神经管中的累及部位不同而出现一些其他症状。

面神经受损在茎乳突孔以上而影响鼓索神经时,有患侧舌前2/3味觉障碍。在发出镫骨肌分支以上处遭受损害,有味觉损害和听觉过敏。膝状神经节被累及时,除有面神经麻痹、听觉过敏和舌前2/3的味觉障碍外,有患侧乳突部疼痛,以及耳郭部和外耳道感觉迟钝,外耳道或鼓膜出现疱疹,构成Hunt综合征。膝状神经节以上损害时岩浅大神经受侵,出现Hunt综合征,此时无耳道内或鼓膜上的疱疹,有患侧的泪液分泌减少,患侧面部出汗障碍。

(3)面神经麻痹的后遗症表现:主要有面肌挛缩、面肌痉挛和联带运动等。面肌挛缩表现为患侧鼻唇沟加深、眼裂缩小,易将健侧误为患侧,若让患者作主动运动,如露齿时,即可发现挛缩侧的面肌并不收缩,而健侧面肌收缩正常。面肌痉挛表现为患侧面肌发生不自主的抽动。联带运动是当患者瞬目时即发生病例上唇轻微颤动,露齿时患侧眼睛就不自主闭合,或试图闭目时,患侧额肌收缩,更有在进食咀嚼时(尤其是浓味食物),即有患侧眼泪流下(鳄泪征),或出现颞部皮肤潮红、局部发热、汗液分泌等现象(耳颞综合征)。这些情况大约是由于病损后神经轴索再生长入邻近属于其他功能的神经施万细胞膜管道中所致。

(4)面神经麻痹的分级:采用面神经分级系统可以量化面瘫程度,以利于不同治疗方法疗效的比较。目前有多种面神经分级系统,通常运用的为 House 和 Brackmann 分级系统。

2.面肌抽搐面肌痉挛

多数在中年以后起病,女性多见,好发左侧。起病时多为眼轮匝肌间歇性抽搐,逐渐缓慢地扩散至一侧面部的其他面肌。口角肌肉的抽搐最易为人注意,严重者甚至可累及同侧的颈阔肌。抽搐的程度轻重不等,可因疲倦、精神紧张、自主运动而加剧,但不能自行模仿或控制。入睡后抽搐停止。两侧面肌均有抽搐者甚少见,往往是一侧先受累。少数患者于抽搐时伴有面部轻度疼痛,个别病例可伴有头痛,患侧耳鸣。

神经系统检查除面部肌肉阵发性的抽搐外,无其他阳性体征发现。少数病例于晚期可伴有患侧面肌轻度瘫痪。本病为缓慢进展的疾患,一般均不会自然好转,如不给予治疗,部分病例于晚期患侧面肌麻痹,抽搐停止。

(二)诊断和鉴别诊断

1.症状和体征

诊断时需区分中枢性面瘫和周围性面瘫,明确造成面瘫的原因。CT 用于诊断颅底骨性结构的改变有重要价值。MRI 对于脑肿瘤,特别是后颅的肿瘤、脑缺血性卒中和炎症改变等有诊断价值。

中枢性面瘫的特点为:①病损对侧眼眶以下的面肌瘫痪;②常伴有面瘫同侧的肢体偏瘫;③无味觉和涎液分泌障碍。周围性面瘫的特点为:①病变同侧所有的面肌均瘫痪;②如有肢体瘫痪常为面瘫对侧的肢体受累,例如脑干病变而引起的交叉性瘫痪;③可以有患侧舌前 2/3 的味觉减退及唾液分泌障碍。

Bell 麻痹是一种最多见的周围性面神经麻痹。病因可能是局部营养神经的血管,受风寒刺激而发生痉挛,导致面神经缺血、水肿而引起。也可能与局部感染有关。通常呈急性起病,20～40 岁最为多见,男性略多于女性。绝大多数为单侧,一侧面部表情肌突然瘫痪,几小时内达到顶峰。

颅脑外伤造成颅底骨折而面瘫者,通常有明确的外伤史,常有外耳道流血,乳突部瘀血,CT 颅底薄层扫描可有颅底骨折等表现。

中耳感染侵及面神经管产生的面神经麻痹,除面肌瘫痪外,由于鼓索纤维受累,常有患侧舌前 2/3 的味觉丧失,伴中耳炎史及耳部的阳性体征。

颅后窝病变例如桥小脑角肿瘤、颅底脑膜炎及鼻咽癌颅内转移等原因所致的面神经麻痹,多伴有听觉障碍、三叉神经功能障碍及各种原发病的特殊表现。

脑桥病变如肿瘤、炎症、出血等所致面神经麻痹常伴面神经核邻近的脑神经核或长束受损,例如患侧三叉神经、展神经麻痹和对侧肢体的偏瘫等体征。

大脑半球病变例如肿瘤、脑血管意外等出现的中枢性面瘫仅仅限于病变对侧下面部表情肌的运动障碍,而上面部表情肌运动如闭眼、皱额则仍正常,且常伴躯体偏瘫。

2.面肌抽搐

根据本病的临床特点,单侧阵发性面肌抽搐而无其他神经系统阳性体征,诊断并不困难。肌电图上显示肌纤维震颤和肌束震颤波。脑电图检查显示正常。

需与下列疾病鉴别。

(1)继发性面肌抽搐:桥小脑角肿瘤或炎症、脑桥肿瘤、脑干脑炎、延髓空洞症、运动神经元性疾病、颅脑损伤等均可出现面肌抽搐,但往往伴有其他脑神经或锥体束受损的表现,如同侧的面痛及面部感觉减退、听力障碍、对侧或四肢肌力减退等,而面肌抽搐仅仅是症状之一,所以不难鉴别。

(2)癫痫:面肌局限性抽搐亦可能是部分性运动性癫痫,但其抽搐幅度较大,并往往累及颈、上肢甚或偏侧肢体,或出现典型的按大脑皮质运动区顺序扩散的 Jackson 发作。脑电图上可见有癫痫波发放。仅仅局限于面部肌肉抽搐的癫痫罕见。

(3)癔症性眼睑痉挛:常见于中年以上女性患者,多系两侧性,仅仅局限于眼睑肌的痉挛,而颜面下部的面肌则并不累及。

(4)习惯性面肌抽搐:常见于儿童及青壮年,为短暂的强迫性面肌运动,常为两侧性。癔症性眼睑痉挛与习惯性面肌抽搐的肌电图与脑电图均属正常,在抽搐时肌电图上出现的肌收缩波与主动运动时所产生的一样。

(5)三叉神经痛:为面部阵发性短暂的剧烈疼痛,疼痛严重时可伴有面部肌肉抽搐。虽然原发性面肌抽搐发展至严重时,抽搐时间较久亦可引起面部疼痛,但其疼痛程度没有三叉神经痛那样剧烈。

(6)舞蹈病及手足徐动症:可有面肌的不自主抽动,但均为两侧性的,且均伴有四肢的不自主运动。

二、治疗

1.面神经麻痹

根据不同的病因,采用不同治疗措施。主要采取改善局部血液循环,促使水肿、炎症的消退,促进面神经功能的恢复,保护患侧暴露的角膜等。

(1)针灸、理疗和推拿按摩:针刺疗法以祛风、通经络、调气血为原则。理疗和推拿按摩有利于改善局部血液循环,消除水肿,减轻局部疼痛症状。

(2)药物治疗:①激素治疗:如氢化可的松、甲泼尼龙等;②维生素 B_1,维生素 B_{12} 等;③改善微循环:地巴唑等;④神经营养药物,一些营养神经的生物制剂可能有效。

(3)高压氧治疗:可能有效。

(4)保护角膜:用眼罩、滴眼药水、涂眼药膏等。长期不能恢复者可行眼睑缝合术。

(5)手术治疗

1)面副神经或面膈神经吻合术。将面神经的远端与副神经或膈神经的近端吻合,使副神经或膈神经的纤维长入面神经远端及其支配的肌肉,以恢复面肌功能。手术需牺牲副神经、膈神经的功能。

2)面神经管减压术:可用于颅底骨折后,面神经管破坏,面神经受压的病例。对 Bell 面瘫的疗效不肯定。

3)游离神经移植:采用耳大神经、腓肠神经,或颈丛皮神经,行游离神经纤维吻合移植,效果一般均较差。

4)带血管神经肌肉瓣移植术:效果不肯定。

2.面肌痉挛

首选药物治疗,用药物治疗效果不佳,选用微血管减压手术,面神经分支的肉毒素注射治疗也较常用。

(1)药物治疗:卡马西平、苯妥英钠、巴氯芬及各种镇静安定类药物,如苯巴比妥等,对少数患者可减轻症状。与三叉神经痛不同,这些药物对面肌痉挛的疗效不佳。

(2)理疗或针灸应用钙离子透入疗法或直流电刺激,可减轻症状,不能根治。

(3)微血管减压术

1)适应证:①药物、针灸、理疗等治疗无效者;②CT 和(或)MRI 不能除外继发性面肌痉挛;③排除 Bell 麻痹或面神经外伤后的面肌痉挛。

2)手术方法:麻醉和体位同三叉神经微血管减压术。

切口与骨窗:基本同三叉神经微血管减压术,但骨窗略偏下和偏大。除乙状窦始段外,还应更接近颅后窝底。

面神经显露:经腰穿放脑脊液或 20％甘露醇脱水后,剪开硬脑膜。应从小脑外下侧入路暴露面神经根部,不应用小脑外上侧入路(即三叉神经微血管减压入路),因为后者仅暴露面听神经桥小脑角段,而且易牵拉损伤听神经。用脑压板把小脑外下部轻轻抬起,用双极电凝镊电凝并切断 1～2 支桥静脉。打开小脑延髓池侧角,吸去脑脊液,探查桥小脑角有无异常。然后辨认副神经、迷走神经和舌咽神经,进一步抬起小脑,将小脑与后组脑神经之间的蛛网膜束带用双极电凝镊电凝后切断。显露第四脑室侧隐窝脉络丛,抬起小脑绒球,即见脑干和面听神经。安放自动牵开器。

面神经减压:通常面神经位于前内侧,听神经为后外侧,前者灰色,后者为淡黄色。几乎所有动脉压迫发生在面神经出脑干 5 mm 之内,大多为小脑后下动脉、椎动脉、小脑前下动脉或其分支,少数为静脉。多为单根血管压迫,少数为多根血管压迫。由于侧卧位可使脑干和血管的关系发生分开变化,因此距离神经根 1～2 mm 的血管均视为对神经有压迫。典型面肌痉挛者常为面神经的前下面受压,非典型者则为后或上面受压。用微型剥离子把血管与神经分开并用吸收性明胶海绵片嵌于血管和神经之间,用涤纶片将面神经出脑段包绕。如静脉压迫难以分离,可用双极电凝镊电凝后切断。应小心不要损伤进入脑干的血管穿通支。妥善止血,严密缝合硬脑膜,分层缝合肌层、皮下组织和皮肤。

术后处理:同三叉神经微血管减压术。

术后面肌痉挛的消失是逐步的。如术后 30 天面肌痉挛仍同术前,往往需要再次手术探查。

疗效和并发症:648 例面肌痉挛的患者 5 年随访率 92％ ,10 年随访率 88％。术后 1 个月内的早期疗效完全缓解 86％,部分缓解 5％,无效 9％。10 年后的效果,完全缓解 79％,部分缓解 5％,无效 16％。对于早期无效的病例尽早再次手术,同样可获得长期的完全缓解。常见的并发症有:面肌瘫痪、听力减退和脑脊液漏等,死亡率小于 1％。提高手术技巧,加强术前后处理,以及术时应用脑干听觉诱发电位、听神经直接电位和面神经肌电图等监测,可望减少并发症。

(4)肉毒素注射法:痉挛的肌肉中注射肉毒素正被逐渐广泛应用。治疗的机制是运用肉毒素阻断神经肌肉的传递,降低面肌痉挛的程度,不影响正常的神经传导。

1)注射方法:面神经在通过腮腺后分出末梢分支,呈扇形分布于面部表情肌肉。注射时用皮下注射针头在这些部位或其邻近刺入皮下组织。注射的范围可根据面肌痉挛的部位选择。

2)疗效:目前的报道为短期随访,早期完全缓解达 80%～100%,但一般 12～16 周,肉毒素代谢后症状复发,需重复注射。某些患者经注射后会产生肉毒素抗体,影响重复注射肉毒素的疗效。常见的并发症有:面瘫、眼球干涩、复视、吞咽困难等,这些并发症于单次注射发生率较低,但累积到 3 年后,发生率达 60%～75%。

(5)乙醇注射法:用不同浓度直至无水乙醇注射于面神经干可暂时中断面神经的传导功能,使面肌抽搐解除。注射后面神经传导功能障碍,立即出现面肌瘫痪或不全瘫痪,但在数月内可以恢复。疗效维持时间较短,大部分患者于 6 个月左右复发,需再次注射治疗。该方法目前已较少采用。

(6)其他手术方法:如面神经主干或分支切断术:破坏面神经的传导功能,以瘫痪代替抽搐,目前基本不用。

第九节　痉挛性斜颈

痉挛性斜颈是指头和颈部肌肉的一种异常抽动,常伴有头部转向一侧的震颤、徐动或肌痉挛样不自主运动,致使头部及颈部呈多种倾斜姿势。受累肌肉明显肥厚。本病有时伴有其他运动障碍性疾病。

一、诊断

(一)临床表现

患者多为中青年,起病缓慢,开始时症状轻微,逐渐加重,从出现症状到症状严重的时间从 3～10 多年不等。约 10%患者症状可自行缓解,还有 20%的患者症状可以有中等程度的自行改善。

临床表现各不相同。主要表现为颈部肌肉不能控制的异常活动,双侧颈部肌肉包括深浅肌肉可以同时受累,但以一侧胸锁乳突肌、斜方肌和头夹肌的影响最为明显。强制性的肌肉收缩使头部不断转向某一方向,如头部向一侧转动则为一侧胸锁乳突肌的收缩;头部向前屈为双侧胸锁乳突肌及头夹肌的收缩;头部向后伸痉挛收缩为双侧头夹肌及斜方肌的收缩。

Hassler 等将该病的头部异常姿势分为 4 型:①转向一侧的单纯水平型斜颈;②环绕前后颈的旋转型斜颈;③接近水平轴的伸展型斜颈,最后导致颈后伸;④接近水平轴的屈曲型斜颈,最后产生非对称性的颈前屈。前两型常见,后两型少见。痉挛动作可因情绪波动、疲劳或感觉刺激而加重,睡眠时症状完全消失。受累肌肉明显肥厚,发作时可有受累肌肉疼痛。

(二)诊断和鉴别诊断

根据发作表现本病诊断一般不难,但应与上颈椎肿瘤、颈椎骨折、颈椎间盘突出、枕下神经炎等疾病引起的头部异常姿势相鉴别,上述病变仅引起强直性斜颈,不会有痉挛发作,一般仅保持某一头部姿势。

小儿颅后窝肿瘤引起的强迫头位也应进行鉴别,但患者往往还有颅内压增高症状和共济障碍症状。另外还应和不明原因的一侧胸锁乳突肌萎缩和畸形相鉴别。最后还应和癔症性斜颈相区别,后者往往有明确的精神因素,发作突然,头部和颈部异常活动变化多端,无规律,情绪稳定后症状自行消失。

二、治疗

1.药物治疗

由于病因不明,药物治疗多数效果不好,但可起到减轻发作强度。常用药物有颠茄酊、东莨菪碱、苯海索和巴氯芬等。

2.手术治疗

症状严重且药物治疗无效者,都可以考虑行手术治疗。手术方法分两类,一类为颈部受累肌肉的切除或切断术、颈部肌肉的去神经术,另一类为立体定向术。受累颈部肌肉的切除已少应用。

选择性周围神经切断术在北美仍极为盛行,在国内未见有报道。据称手术后70%患者效果显著,但也有30%患者有手术后的颈部稳定性差、残余疼痛和吞咽困难。

肌电图应作为手术前的常规检查,主要了解:①颈部异常活动的主要主动肌和协同肌;②正常拮抗剂的状态。在痉挛性斜颈患者中,受累肌肉的异常活动随着患者头部和身体姿势的不同而改变。所以最少同时记录4块肌肉,最常记录的肌肉为两侧胸锁乳突肌和两侧头夹肌,除此之外,还应记录和颈部活动有关的协同肌,如斜方肌、头直肌和提肩肌等。

为确保针电极位置正确,要患者重复做每块肌肉的生理活动,分别记录患者作头颈部侧倾、屈曲和伸展和旋转时的肌电活动。也有报道在手术前,先用1%利多卡因阻滞准备去神经的肌肉运动点,可以预测手术效果。

选择性去周围神经术已有标准手术方法,读者可参考有关书籍。为熟悉手术区域的解剖,手术者最好先在尸体上反复练习,以熟知需要切断神经的走向。除了切断颈部的颈1~4神经根外,胸锁乳突肌的去神经术还需再作一切口,切口类似于作面副神经吻合术,在茎乳孔水平找到副神经,向下解剖并不时用电刺激,将引起胸锁乳突肌收缩的分支——切断,通常用5~6支之多。同时,主干和2~3支进入斜方肌的分支给予保留。

目前国内应用较广,且为作者采用的手术为 Foster-Dandy 手术,即切断硬脊膜内双侧副神经脊根及双侧颈1~3前根,有时可能需要切断颈4前根。手术后戴颈托2~3周,以后再间断应用4~6周。在作 Foster-Dandy 手术时,首先探查两侧的小脑后下动脉和椎动脉及其分支是否压迫副神经,如有明显受压者,只需分开压迫之血管,受累副神经用涤纶小片包裹隔离,不切断神经也可取得良好效果。当上述手术效果不好,或者患者同时有扭转痉挛等运动障碍疾病时,可用立体定向破坏苍白球—丘脑核,一般需作双侧毁损。缓解率为70%~80%,但3%的患者在手术后可出现构音困难。

第三章　胸心外科疾病

第一节　胸部创伤

一、分类

(一)根据损伤暴力性质不同

1.钝性伤

减速性、挤压性、撞击性、冲击性暴力等所致,损伤机制复杂,多有肋骨或胸骨损伤,常合并其他部位损伤。伤后早期易误诊或漏诊,多数不需要开胸手术治疗。

2.穿透伤

多由火器或锐器暴力所致,损伤机制较清楚,损伤范围直接与伤道有关,早期诊断较容易。器官组织裂伤所致的进行性出血是伤情进展快、伤员死亡的主要原因,部分穿透性胸部损伤需要开胸手术治疗。

(二)根据损伤是否造成胸膜腔与外界沟通

1.开放性胸部损伤

常导致开放性血气胸,伤情较重。

2.闭合性胸部损伤

轻者为胸壁软组织损伤、肋骨骨折;重者为血气胸、心脏损伤、心包出血。

二、治疗

对较轻的胸外伤,一般对症处理即可,如镇痛、相对限制活动(如包扎固定)等。对伤情较重者应遵循急救"ABC"法则(A:呼吸道清理;B:呼吸支持;C:循环支持),然后在此基础上视具体情况进行针对性处理。如有胸壁创口者,应予清创缝合;有血、气胸者,如量较少则密切观察,量多则应予胸膜腔闭式引流,同时应预防感染。如有连枷胸,应在软化区加压包扎固定,纠正反常呼吸活动。

即使在较严重的胸外伤中,大多数患者只需经胸腔闭式引流及其他保守治疗即可治愈。一旦出现下列情况,应及时行剖胸探查术:

(1)胸膜腔内进行性出血,经保守处理效果不佳,可能存在胸腔内较大血管、肋间血管损伤或较严重的肺组织损伤。

(2)经引流后,仍存在较大的持续漏气现象,提示有较广泛的肺组织或支气管损伤。

(3)心脏、大血管损伤。

(4)膈肌损伤或胸腹联合伤。

(5)食管破裂。

(6)大范围胸壁创伤导致胸壁软化等。

对其他一些情况如胸腔内存在较大异物、凝固性血胸、陈旧性支气管破裂也应尽早行手术治疗。

第二节　肋骨骨折

胸部创伤中肋骨骨折最常见；由直接暴力和间接暴力引起。①第1～3肋骨粗短，且有锁骨、肩胛骨保护，不易发生骨折。但一旦发生说明暴力巨大，常合并锁骨、肩胛骨骨折和颈部、腋部血管神经损伤；②第4～7肋骨长而薄，最易折断；③第8～10肋骨前端因与肋弓相连而不易骨折；④第11～12肋骨的前端游离，弹性较大而不易骨折；如果发生骨折，容易引起腹内脏器和膈肌损伤。多根多处肋骨骨折将使局部胸壁失去完整肋骨的支撑而软化，出现反常呼吸运动，即吸气时软化区胸壁内陷，呼气时外突，称为连枷胸。

一、诊断

(一)临床表现

有胸部外伤史，局部疼痛，疼痛使得呼吸变浅、咳嗽无力，呼吸道分泌物增多、潴留，易导致肺不张和肺部感染。胸壁可有畸形，局部压痛，挤压胸部疼痛加重，甚至出现骨擦音，此可与软组织损伤鉴别。刺破胸膜可见血胸、气胸、皮下气肿。伤后晚期由于骨折断端移位可造成迟发性血胸或血气胸。多根多处肋骨骨折导致胸壁软化，形成连枷胸，使呼吸困难更明显，常可导致呼吸循环衰竭，威胁生命。

(二)辅助检查

胸部X线检查，包括正位、侧位和斜位平片可见肋骨骨折端、骨折线和断端错位，但不能显示前胸肋软骨骨折。目前在有条件的医院采用X线CR和DR检查对诊断有较大的帮助，而肋骨三维CT重建则有更清晰的肋骨显示。

二、治疗

肋骨骨折一般均能自行愈合，即使断端对位不良，愈合后也不影响胸廓的呼吸功能。因此对单根或数根肋骨单处骨折，治疗的目的是减轻疼痛症状，使患者能进行正常呼吸活动和有效排痰，防止呼吸道分泌物潴留所致的肺不张、肺炎等并发症，对老年患者尤为重要。根据疼痛症状的程度可选用不同的镇痛剂，一般以口服或局部用药为主，辅以胸带包扎、相对限制局部活动等。较严重的可予肌注镇痛剂或肋间神经封闭。肋间神经封闭的范围应包括骨折区所有的肋间神经和骨折区上下各两根肋间神经，每根肋间神经在脊椎旁注入1％～2％普鲁卡因或2％利多卡因3～5 mL。必要时数小时后重复，可连续封闭数天以维持疗效。鼓励患者咳嗽、咳痰、起床活动，是防止肺部并发症的重要措施。

多根多处肋骨骨折者应作详细检查以排除胸腔内其他脏器是否也受到损伤，并按伤情及早给予相应处理。产生明显或范围较大的反常呼吸运动，影响呼吸功能者，需采取下列方法治疗：

1.敷料固定包扎

用厚敷料或沙袋压迫覆盖胸壁软化区并固定包扎，可限制软化区胸壁的反常活动。

2.胸壁外固定术

在麻醉下用手术巾钳夹住游离段肋骨或用不锈钢丝绕过肋骨将软化区胸壁提起,固定于胸壁支架上,可消除胸壁的反常呼吸活动。

3.胸壁内固定术

切开胸壁软组织显露骨折断端后,用金属缝线或钛板、可吸收肋骨钉连接固定每一处骨折的肋骨。双侧多根肋骨骨折产生的严重的胸壁软化可用金属板通过胸骨后方将胸骨向前方拉起,再将金属板的两端分别固定于左右两侧胸廓的肋骨前方的方法,以消除反常呼吸活动。

4.呼吸机辅助法

重症患者经口、鼻气管插管或气管切开于气管内置管连接呼吸机后作持续或间断正压通气,这种强制方法可减轻反常呼吸活动,便于呼吸道分泌物清除,并能保证通气,利于抢救。待患者病情稳定、胸壁相对固定后,可逐渐停止呼吸机治疗。

开放性肋骨骨折:无论单根或多根肋骨开放性骨折,均应尽早施行清创术,摘除游离的断骨碎片,剪去尖锐的骨折断端,以免刺伤周围组织;肋间血管损伤者,应予缝扎止血。骨折根数不多者不需要固定断端,多根多处骨折则需作内固定术。胸膜破损者宜放置肋间引流管,然后分层缝合创口。术后宜用抗生素。

第三节　创伤性气胸

胸膜腔内积气称为气胸。气胸的形成多由于肺组织、气管、支气管、食管破裂,空气进入胸膜腔,或因胸部伤口穿破胸膜,外界空气进入胸膜腔所致。气胸可分为闭合性气胸、开放性气胸和张力性气胸三类。

一、闭合性气胸

闭合性气胸的胸内压低于大气压,胸膜腔积气量决定伤侧肺萎陷的程度。

(一)诊断

1.临床表现

轻者无症状,重者有明显呼吸困难。体检可发现伤侧胸廓饱满,呼吸活动度降低,气管向健侧移位,伤侧叩诊呈鼓音,听诊呼吸音减弱。

2.辅助检查

胸部 X 线检查可显示不同程度的肺萎陷和胸膜腔积气。

(二)治疗

1.对于胸腔积气量少者,无须特殊处理,积气一般可在 2 周内自行吸收。

2.中等量气胸可进行胸膜腔穿刺,抽出积气。

3.大量气胸应行胸腔闭式引流术,促进肺尽早膨胀,并使用抗生素预防感染。

二、开放性气胸

外界空气经胸壁伤口或软组织缺损处,随呼吸自由进出胸膜腔。空气出入量与胸壁伤口大小有密切关系,伤口大于气管口径时,伤侧肺完全萎陷。如伤侧胸内压显著高于健侧,纵隔向健侧移位,健侧肺扩张受限。呼、吸气时两侧胸膜腔内压力不均衡,出现周期性变化,使纵隔在吸气时移向健侧;呼气时移向伤侧,称为纵隔扑动。

(一)诊断

1.临床表现

呼吸困难、鼻翼扇动、口唇发绀、颈静脉怒张。胸部吸吮样伤口:伤侧胸壁可见伴有气体进出胸腔发出吸吮样声音的伤口。体检:伤侧胸廓饱满,气管向健侧移位,伤侧叩诊呈鼓音,听诊呼吸音消失,严重者可伴有休克。

2.辅助检查

胸部 X 线可见伤侧胸腔大量积气,肺萎陷,纵隔移向健侧。

(二)治疗

1.开放性气胸急救处理要点

立即将开放性气胸变为闭合性气胸,赢得挽救生命的时间。

2.医院进一步处理

给氧,补充血容量,纠正休克;清创、缝合胸壁伤口,行胸腔闭式引流术;给予抗生素,鼓励咳嗽排痰;如怀疑胸内脏器损伤或活动性出血,则应开胸探查。胸腔闭式引流术的适应证:①中、大量气胸、开放性气胸、张力性气胸;②胸腔穿刺术治疗下胸腔内气体增加者;③需使用机械通气或人工通气的气胸或血胸复发者。方法:根据诊断确定插管的部位,气胸引流一般在伤侧前胸壁锁骨中线第 2 肋间,血胸则在腋中线或腋后线第 6 或第 7 肋间,血气胸通常也在腋中线或腋后线第 6 或第 7 肋间。患者半卧位,消毒后用利多卡因在局部胸壁全层浸润麻醉,切开皮肤约 2 cm,钝性分离肌层,经肋骨上缘置入带侧孔的胸腔引流管。引流管的侧孔置入胸腔2~3 cm。引流管外接闭式引流装置,保证胸腔内气体、液体克服 3~4 cm 水的压力能通畅引流出胸腔,而外界空气、液体不会吸入胸腔。术后应经常挤压引流管以保持管腔通畅,记录每小时或 24 小时引流量。引流后经 X 线检查肺膨胀良好,无气体和液体排出 24 小时以上,可在患者深吸气屏气后拔除引流管,并用凡士林纱布与胶布封闭伤口。

三、张力性气胸

气管、支气管或肺损伤处形成活瓣,导致每次吸气进入胸膜腔并积累增多,胸膜腔压力高于大气压,又称为高压性气胸。呼吸困难的病理生理:伤侧肺呼吸面积严重减少或消失,纵隔明显向健侧移位,健侧肺受压,通气血流比例失衡,影响肺通气和换气功能;腔静脉回流受阻。

(一)诊断

1.临床表现

严重或极度呼吸困难、烦躁、意识障碍、大汗淋漓、发绀。查体:气管明显移向健侧,颈静脉怒张,多有皮下气肿。伤侧胸廓饱满,叩诊呈鼓音,听诊呼吸音消失,严重者可伴有休克。

2.辅助检查

胸部 X 线片见伤侧肺完全被压缩,纵隔向健侧移位,致健侧肺亦受压。

(二)治疗

张力性气胸是可迅速致死的危急重症,必须尽快胸腔穿刺排气。迅速使用粗针头穿刺胸膜腔减压,并外接单向活瓣样装置;在紧急时可在针柄部外接剪有小口的柔软塑料袋、气球或避孕套等,使胸腔内的高压气体易于排出,而外界空气不能进入胸腔。进一步处理应安置胸腔闭式引流管。持续漏气而难以膨胀时应考虑开胸探查术。

第四节　创伤性血胸

胸膜腔内积血称为血胸,可与气胸同时存在。胸膜腔内积血的主要来源:心脏、胸内大血管及其分支、胸壁、肺组织、膈肌和心包血管出血。血胸发生后不仅因血容量丢失而影响循环功能,还可压迫伤侧及健侧肺组织,使呼吸面积减少;纵隔移位影响腔静脉回流。出血量超过肺、心包、和膈肌运动所引起的去纤维蛋白作用时,胸腔内积血发生凝固。凝血机化后形成纤维板,限制肺与胸廓活动,损害呼吸功能。当胸腔闭式引流量减少,而体格检查和影像学检查发现有血胸持续存在时,应考虑凝固性血胸。血液是良好的培养基,经伤口或肺破裂口侵入的细菌,会在血液中迅速繁殖,引起感染性血胸,最终导致脓胸。

一、临床表现

血胸的临床表现与出血量、速度和个人体质有关。一般而言,血胸量≤0.5 L 为少量血胸,0.5~1.0 L 为中量,>1.0 L 为大量血胸。患者可有不同程度的低血容量表现:面色苍白、脉搏细速、血压下降、末梢血管充盈不良。并有不同程度的胸腔积液表现:呼吸急促、肋间隙饱满、气管向健侧移位、伤侧叩诊浊音和呼吸音减低及相应的胸部 X 线表现。胸穿抽出血液可明确诊断。进行性血胸征象:①持续性脉搏加快、血压降低,或虽经补充血容量血压仍不稳定;②胸腔闭式引流量每小时超过 200 mL,持续 3 小时;③血红蛋白量、血红细胞计数和血细胞比容进行性降低,引流胸腔积血的血红蛋白量和红细胞计数与周围血相接近。感染性血胸征象:①有畏寒、高热等感染的全身表现;②抽出胸腔积血 1 mL,加入 5 mL 蒸馏水,无感染者呈淡红透明状,出现浑浊或絮状物提示感染;③胸腔积血无感染时红细胞与白细胞计数比例应与周围血相似,即 500:1,感染时白细胞计数明显增加,比例达到 100:1 可确诊为感染性血胸。④积血涂片和细菌培养发现致病菌有助于诊断,并可依此选择有效抗生素。

二、治疗

1.非进行性少量血胸

胸穿或胸腔闭式引流术,及时排出积血,促使肺复张,改善呼吸功能;并使用抗生素预防感染。胸腔闭式引流术指征应放宽,以利于观察出血量。

2.进行性血胸

应及早行开胸探查手术。

3.凝固性血胸

应待伤员情况稳定后尽早手术,采用凝固性血胸清除术及胸膜纤维板剥除术,清除血块,并剥除胸膜表面血凝块机化的薄膜;开胸手术可提早到伤后 2~3 天,更为积极的开胸引流则无益;但明显推迟手术时间可能使清除肺表面纤维蛋白膜变得困难,从而使得简单手术复杂化。

4.感染性血胸

应及时改善胸腔引流,排尽感染性积血或脓液。如效果不佳或肺复张不良,应尽早手术清除感染性积血,剥离脓性纤维膜。

近年来电视胸腔镜已用于凝固性血胸、感染性血胸的治疗。

第五节　脓　胸

胸膜腔化脓性感染后的脓液积聚,即形成脓胸。脓胸的液体为高比重的浑浊液,含有变性白细胞、坏死组织残骸和细菌。脓胸可分为:①全脓胸:脓液占据整个胸膜腔;②局限性或包裹性脓胸:脓液积聚于肺与局部胸壁之间、肺叶之间、肺与膈肌或纵隔之间。根据脓胸的病程和病理反应,可分成急性和慢性两种。自从抗生素问世以来,脓胸的发病率和死亡率均已明显降低。但近年来,随着厌氧菌感染的明显增多,新的抗药菌株的出现以及免疫抑制剂的大量应用,增加了发生脓胸的风险。

一、急性脓胸

急性脓胸大多为继发性感染,由邻近胸膜的器官化脓性感染引起。最常见的原发病灶多在肺部(40%～60%),胸外科手术和外伤所致脓胸约占30%。

胸膜腔感染途径:

(1)肺部化脓性病灶侵及胸膜或病灶破裂直接累及胸膜腔。

(2)邻近器官的化脓性感染,直接穿破或经淋巴途径侵犯胸膜腔,如膈下脓肿、肝脓肿、纵隔脓肿和化脓性心包炎等。

(3)全身脓毒症或菌血症,致病菌经血液循环进入胸膜腔。

(4)胸部穿透伤带入细菌和(或)异物导致感染和化脓。

(5)手术后胸膜腔感染。

(6)血胸的继发性感染。

(7)支气管瘘或食管胃吻合口瘘。多种致病菌可引起胸膜腔混合感染。厌氧菌与需氧菌混合感染的脓液常具有恶臭,称为腐败性脓胸。脓腔内同时有气体和脓液,出现液平面称为脓气胸。脓胸可自行穿破胸壁,向外溃破成为自溃性脓胸。

(一)诊断

1.临床表现

由于大多数脓胸继发于肺部感染,因此急性炎症和呼吸困难常是急性脓胸患者的主要症状。患者常有胸痛、高热、呼吸急促、食欲减退、周身不适等症状。由于脓胸的症状与病因及分期、胸膜腔内脓液的多少、患者防御机制的状态,以及致病菌毒力的大小有关,临床表现可以相差很大。血液化验则有白细胞总数及中性白细胞明显增高。肺炎后的急性脓胸,多在肺炎缓解后1～2周突然胸痛,体温升高,有持续高热,肺炎尚未消退,随之出现脓胸。重症脓胸可有咳嗽、咳痰、发绀等症状。患者可出现急性病容,有时不能平卧,患侧呼吸运动减弱、肋间隙饱满。叩诊可发现患侧上胸部呈鼓音,下胸部呈浊音,大量胸膜腔积脓则纵隔向对侧移位,气管及心浊音偏向健侧。听诊呼吸音减弱或消失,语颤减弱。

脓胸的并发症可发生于脓胸形成的任何阶段,但更常见于脓胸的慢性期。主要并发症有:①支气管胸膜瘘:支气管胸膜瘘常由肺脓肿破入胸膜腔而形成,脓液经支气管胸膜瘘进入气管咳出,或流入对侧肺引发感染;②胸壁窦道:脓液也可穿向胸壁皮下组织,溃破后形成脓窦;③脓胸还可并发纵隔脓肿、肋骨或胸骨骨髓炎、脑脓肿、心包炎、脓毒症等;④急性脓胸可发展成慢性脓胸,肺纤维化及胸壁挛缩。

2.辅助检查

肺部炎症经抗生素治疗后患者仍有高热等症状,胸部 X 线检查出现积液阴影即应怀疑并发脓胸。X 线检查常见胸部有一片均匀模糊阴影,积液量较多时直立位时常在下胸部呈典型的 S 形线(Ellis 线)。胸部 CT 可鉴别脓胸、胸膜下肺脓肿、肺囊肿以及肺部原发炎性病灶。通过测定积液厚度及有无萎陷可对脓胸进行分期,确定分隔的严重程度。局限性脓胸则可包裹在肺叶间、膈肌上或纵隔面。脓腔内同时有气体则可见到液平面。在可疑的病例,经 X 线透视或超声定位后作胸腔穿刺,抽得脓液即可确诊。抽得脓液需分别送细菌涂片、细菌培养和抗生素敏感试验,及早选用适当抗生素。如果穿刺抽出的脓液呈灰色、稀薄,且带恶臭者,常是肺脓肿溃破或食管穿破引起的腐败性脓胸,这种脓液是多种细菌混合感染,包括需氧和厌氧细菌。

由于大部分患者在接受外科处理之前已应用了多种抗生素,多数患者无法分离出致病菌。

(二)治疗

急性脓胸治疗原则:

(1)选择敏感抗生素控制感染。

(2)及时抽除或引流脓腔内脓液,使受压的肺复张以恢复其功能。

(3)胸腔内滴注纤维蛋白溶解药物(链激酶或尿激酶)可使纤维蛋白凝块液化,使胸腔引流更为容易,但在急性期不宜使用。

(4)支持治疗,呼吸护理,注意营养,补充维生素,矫正贫血;治疗并发症。

(5)治疗引起脓胸的病因。

引流脓液方法有:

(1)胸腔穿刺抽液:经胸透和超声定位,进针应选在脓腔底上 1～2 肋间肋骨上缘,可避免损伤肋间血管。尽量吸净脓液。抽吸后将抗生素注入胸腔。

(2)肋间闭式引流:脓液稠厚穿刺不易抽净,毒性症状难以控制时,及早行闭式引流。对急性脓胸,特别是脓气胸或小儿脓胸,应早期施行闭式引流。生理盐水或碘制剂胸腔冲洗有助于稀释脓液,排出坏死物,缩短治疗时间。肋间插管要尽量选用较大口径(28～32 号)的导管,与水封瓶连接,防止肺萎陷。若引流不畅,应在 X 线透视下重新调整引流管位置。经上述处理,可迅速排空脓腔内的大量脓液,减轻患者中毒症状,开始肺复张、胸膜粘连消灭脓腔。闭式引流后 10～12 天,胸片上显示脓胸消失,可拔除肋间引流管,不需进一步治疗。如脓胸愈合状况不很清楚,可经胸管注入造影剂以获得正确评估。

(3)肋床闭式引流:对脓液稠厚、有多个脓腔、闭式引流不能控制中毒症状的多房性脓胸,可切除一段肋骨进入脓腔,分开多房腔的间隔成为一个脓腔,通过另一个小切口,在脓腔最低位置放置大口径引流管作闭式引流。

（4）纤维层剥脱术：常用于感染或非感染血胸病例。这时肺虽被纤维脓性外膜所约束，但仍可复张。纤维层剥脱术后可以继续闭式引流。肺可重新扩张，两层胸膜粘连，消除胸膜腔使脓胸愈合。

（5）20世纪90年代以来，电视胸腔镜技术应用日益增多，通过胸腔镜可完全排出脓液，打开分隔，并可从肺表面剥脱纤维板。病程短于4周的脓胸治愈率高于病程超过5周的脓胸患者。

二、慢性脓胸

急性脓胸6～8周后，即逐渐转入慢性期。形成慢性脓胸的原因有：

（1）急性脓胸期治疗不当或治疗不及时，如纤维素较多、脓液稠厚的病例没有及时作引流术；引流管太细；引流管放置位置过高或过深，引流不畅；过早拔除引流管，脓胸尚未愈好等。

（2）合并有支气管胸膜瘘或食管瘘，污染物质及细菌不断进入胸膜腔。

（3）脓腔内有异物存留，如弹片、死骨、换药时不慎遗留棉球或短橡皮引流管等。

（4）肝或膈下脓肿溃破入胸膜腔引起脓胸，原发脓肿未得到及时治疗。

（5）某些特殊感染如结核分枝杆菌、真菌感染。

以上原因引起胸膜腔壁层和脏层胸膜纤维层增厚，使肺被紧裹而不能膨胀，胸内残腔不能闭合，形成慢性脓胸。

（一）诊断

1.临床表现

由于脓胸厚层纤维板的形成，脓液中毒素的吸收较少，慢性脓胸患者的急性毒性症状，如高热、多汗和白细胞增高等，明显减轻。但由于长期消耗，患者常有消瘦、低热、贫血、低清蛋白血症等，并有慢性咳嗽、脓痰、胸闷不适等症状。合并支气管胸膜瘘者，当患者向健侧卧时呛咳加重，咳出的痰液与脓胸的脓液性状相同。

体检可发现气管移向患侧。胸廓活动受限，肋间变窄。叩诊呈浊音，呼吸音减低和消失，有时可见杵状指（趾）。胸部溃破或引流者可见到瘘口。

2.辅助检查

胸部X线片可见胸膜增厚、胸廓收缩、肋骨增生，切面呈三角形，膈肌抬高。结核菌引起的脓胸可见肺内有结核病变和胸膜钙化。合并支气管胸膜瘘可见液平面。为进一步了解萎陷肺有无病变，还需作深度曝光片或CT检查。支气管镜检查可明确支气管腔是否通畅。支气管碘油造影可明确周围支气管情况，有无支气管扩张或有无瘘管存在。有窦道与胸外相通可施行窦道碘油造影术，明确脓腔大小和部位。局限性或包裹性脓胸可在超声定位下抽脓确诊。

（二）治疗

主要原则有：

（1）全身支持疗法改善营养状况，纠正患者的贫血和低蛋白血症，尽可能作些适当活动以增强体力。贫血严重的患者应行多次少量输血和进食高热量、高蛋白饮食。

（2）消除胸膜间脓腔，去除坏死组织。

（3）肺扩张恢复肺功能。

手术方法有：

1.改善原有的脓腔引流

原有引流不畅的患者应先扩大引流创口,或根据脓腔造影选择适当部位另作肋床引流术或胸廓开窗术,使脓液排除干净。控制脓腔的感染,不但可为以后的手术创造有利条件,少数患者还可因引流改善后,脓腔得以闭合。

2.胸膜纤维板剥除术

剥除壁层及脏层胸膜上纤维板,使肺组织从纤维板的束缚中游离出来,重新扩张,胸壁也可恢复呼吸运动,既能改善肺功能,又可免除胸廓畸形,是最理想的手术。适用于肺能复张、病程超过 6 周(即Ⅲ期脓胸)的病例。

手术在全麻下进行,取后外侧胸部切口。切除第 5 或第 6 肋骨,切开肋骨床,沿胸膜外间隙钝性剥离胸膜纤维板层。切口上下剥离至一定程度后,用牵开器撑开切口,扩大剥离范围。少数病例可以将纤维板层完整剥脱,但绝大多数病例需将脓腔切开,吸尽脓液及纤维素,刮除肉芽组织。肺表面纤维板剥脱比较困难的部位常就是原发病灶所在之处,可绕过它进行剥离。剩下部分脏层胸膜纤维不能剥离时,可用刀片由纵、横方向划开胸膜,以利于肺的膨胀。手术时失血较多,止血要彻底。术后血胸和肺破口漏气影响肺复张,往往是手术失败的主要原因。因此,要求安放较粗的橡皮引流管,保证引流通畅。必要时可加用负压吸引。手术死亡率为1.3%～6.6%。

3.脓腔清洁消毒术

Clagett 等报道对全肺切除后脓胸患者采用此方法,对不合并支气管胸膜瘘者有效率为50%～70%。胸膜腔开放引流,反复清创,抗生素溶液冲洗,最终闭合胸腔。此方法耗时长,适用于难以耐受胸廓成形术,其他方法无效的脓胸患者。

4.脓胸肺切除术

慢性脓胸合并肺组织和(或支气管已有广泛破坏如空洞、支气管扩张或广泛纤维化和(或)肺不张时,应将脓胸和病肺一并切除。可施行肺叶或脓胸全肺切除术,称为脓胸肺叶或脓胸全肺切除术。手术时创伤大,出血多,术前需给予营养和输血改善全身情况,术中补足大量失血。施行脓胸全肺切除术的患者如条件允许可作同期胸廓成形术;如患者不能耐受手术则可延期施行。

5.胸廓成形术

胸廓成形术是切除患部肋骨,使胸壁塌陷,压缩消灭脓腔的术式。现在常用改良的胸膜内胸廓成形术,仅在骨膜下切除脓腔顶部相应的肋骨和壁层胸膜纤维板。进入脓腔内清除脏层胸膜上的肉芽组织和脓块后,将肋间束(包括肋骨骨膜、肋间肌、肋间神经和肋间动、静脉)顺序排列固定在脏层胸膜纤维板上,然后缝合肌层和皮肤。由于肋间束血液供应丰富,肋间肌不会坏死。

胸膜内胸廓成形术适用于慢性脓胸或结核性脓胸、肺内有活动性结核病灶,及有支气管胸膜瘘者。切口设计要根据脓腔的范围和部位而定。手术时要显露脓腔的全部。先切除第 5、6 肋骨,经肋床切开增厚的胸膜进入脓腔,经切口吸尽脓液,清除腔内坏死组织,探查脓腔范围,再切除相应的肋骨。翻转肋间肌,切除壁层纤维板及肉芽组织,保留肋间肌。要避免撕破损伤正常肺组织。冲洗脓腔,彻底止血。脓腔安放 1~2 条引流管,充分引流,保证伤口内无积血、积液。胸壁肌层用肠线缝合固定,最后用丝线松松对合皮肤切口,外用棉垫及绷带加压包扎。

第六节　气管、支气管异物

气管、支气管异物最多见于 3 岁以下婴幼儿,老年人也不少见,男性明显多于女性。临床症状可轻可重,典型症状有阵发性咳嗽、喘鸣,可造成慢性肺损伤,也可以无明显不适。硬质支气管镜取异物是首选的治疗方法。

一、诊断

(一)临床表现

支气管异物所产生的症状可分为 4 期:

1.异物吸入期

异物吸入气管后产生剧烈的咳嗽、憋气,甚至发生窒息。

2.安静期

异物滞留在相应大小的气管、支气管后,症状消失或仅有轻微咳嗽。

3.刺激或炎症期

由于异物对气道的局部刺激和继发炎症,咳嗽加重,并有发热症状。

4.并发症期

轻者引起支气管炎、肺炎、肺不张,异物长期滞留可导致肺脓肿、脓胸、支气管扩张等,临床表现为咳嗽、咳脓痰、发热、咯血、呼吸困难。抗生素和激素的应用可减轻或掩盖上述表现。

气管、支气管异物的体征是多样的,有时不易确定诊断,20%~40%的患者体格检查无异常。常见的体征有:颈前触诊可有气管内异物上下移动的击拍感,听诊时有击拍声;有阻塞性肺气肿者叩诊呈鼓音,肺不张者呈浊音;听诊患侧呼吸音减弱,可闻及干、湿啰音。并发肺部感染者有相应体征。

(二)辅助检查

1.X 线检查

对 X 线不透光的异物可确诊并定位。对植物性等透 X 线异物,除常规吸气期胸片之外,还需作呼气末期摄片,有时可见肺气肿、纵隔移动表现。大约 60%患儿可出现患侧过度膨胀,还可出现肺不张、肺渗出性改变。成人肺不张更为常见。婴幼儿因摄片时不协作,胸透更为适用。但 X 线检查正常并不能排除诊断。

2.CT

CT 检查显现的多为间接征象,不能确认异物本身。

3.MRI

MRI 能显影出花生、葵花子等富含脂肪的异物。支气管镜检查是最重要的诊断手段,并能同时取出异物。对有迁延不愈的咳嗽,反复发作的支气管炎、肺炎,临床上怀疑有气管、支气管异物的患者,均应尽早作支气管镜检查。

二、治疗

不宜采用体位引流和吸入支气管扩张剂。绝大多数气管、支气管异物可经内镜取出,经内镜无法取出或出现严重并发症者需外科手术治疗。

(一)内镜治疗

硬质支气管镜取异物是首选的治疗方法,可快速钳取各种大小形状的异物,并可维持通气。同时还可吸引气道内滞留的分泌物,清除增生的肉芽,从而解除因阻塞而引起的肺气肿、肺不张等。90%～95%的异物可经硬质支气管镜取出。对硬质支气管镜钳取困难的外周支气管异物,或因头、颈外伤以及人工机械通气无法插入硬质支气管镜情况下,则可经纤维支气管镜检查和取出支气管异物。对呼吸道狭小的婴幼儿,因纤维支气管镜身以实体为主,易发生通气不良,甚至有窒息危险,临床不宜采用。

(二)手术治疗

1.气管切开术

如患者出现严重的呼吸困难,病情危急,则紧急行气管切开术,以改善通气,并同时经气管切口直接或辅以内镜取出异物。异物较大或形状特异,估计通过声门困难,先行气管切开后再以内镜取出异物。气管切开术亦常用于内镜治疗后喉水肿的患者。

2.剖胸手术

经内镜无法取出异物者,则应剖胸手术治疗。因异物可能发生移位,甚至进入对侧支气管,因此术前需再次确定异物的部位。术前常规应用抗生素。术中肺组织萎陷后常能触及异物,结合术前定位检查,于异物近端切开相应的支气管,取出异物。异物取出后,要充分清除支气管远端的潴留物,如有支气管腔内肉芽组织增生,应予刮除,术前不张的肺大多能复张。如异物长期存留,肺组织病变严重难以复张,则需手术切除。异物引起支气管扩张或肺脓肿,可切除病变的肺叶或肺段。对残缺不整的异物,手术后宜常规行纤维支气管镜检查,以除外异物残留。

第四章　泌尿外科疾病

第一节　输尿管畸形

一、输尿管膨出

是指输尿管末端在膀胱黏膜下呈囊状扩张突向膀胱,使输尿管口失去正常形态,常呈针孔状。大小差别很大,直径从 1～2cm 到几乎占据全膀胱;囊肿的外层是膀胱黏膜,内层为输尿管黏膜,两者之间为菲薄的输尿管肌层。

其形成是源于输尿管芽管腔延迟开放;按其位置可分为单纯性输尿管膨出,囊肿完全位于膀胱腔内,输尿管口较正常略有偏移;如输尿管膨出部分位于膀胱颈或尿道,则称异位输尿管膨出。单纯性输尿管膨出多并发于单一输尿管,囊肿较小,多见于成人,又称成人型,对上尿路影响较小。异位输尿管膨出多较大,常合并重复肾双输尿管畸形,下肾部的输尿管穿越膀胱肌层,开口于膀胱三角区。带有囊肿的上输尿管经黏膜下层,开口于膀胱颈或后尿道,引起尿路梗阻。故上肾部多发育不全、发育不良乃至积水性萎缩并有肾盂肾炎等改变。

【临床表现】

异位输尿管膨出是女孩严重下尿路梗阻中最多见的原因。小儿多于生后数月内就有尿路感染,女孩的输尿管膨出可间歇地从尿道脱出,不常见尿潴留,但当异位输尿管膨出经膀胱颈脱出时,可有尿潴留。女孩因大的异位于尿道的输尿管膨出使外括约肌松弛及降低其有效率,故可有些尿失禁。

【诊断】

异位输尿管膨出,常并发肾部发育不良,无功能或功能很差,故放射线所见是它对同侧或对侧肾、输尿管影响的情况。大的异位输尿管膨出不但引起下肾部输尿管梗阻,也同样影响对侧。更常见输尿管膨出歪曲了同侧下输尿管口,使下肾部的黏膜下输尿管段变短而发生反流。

静脉尿路造影所见同于输尿管口异位,但上肾部更扩张、积水或不显影,膀胱颈部有圆形光滑的充盈缺损。有时膨出局部壁过薄凹入似呈分叶状,但与膀胱横纹肌肉瘤的多发不规则充盈缺损不同。

用稀释的造影剂做排尿性膀胱尿道造影,可观察有无反流,排尿时输尿管膨出是否被压缩,及其后有无逼尿肌支持,呈膀胱憩室样。

单纯性输尿管膨出,可因膨出内并发结石而有血尿。静脉尿路造影因肾功能良好,可见膀胱内有圆形充药的输尿管膨出及菲薄的膨出壁。

【治疗】

输尿管膨出的治疗常需个别化。对于小的单纯性输尿管膨出,如无症状,也不引起尿路梗阻,就不需要治疗。绝大多数输尿管膨出,其上半肾因受压积水、感染,功能不良,则须做患侧上半肾切除。如术后仍有症状再处理输尿管膨出。如经内腔镜单纯切开异位输尿管膨出或做膨出去盖术,则术后多有膀胱输尿管反流,须再切除患侧上半肾。对于肾功能良好的单一输尿管膨出可经内腔镜用 3FBugbee 电极刺入,或做膨出切除、输尿管膀胱再吻合术。并有双输尿管的可做输尿管肾盂吻合术或上输尿管与下输尿管的端侧吻合术。

二、输尿管口异位

多见于女性。异位输尿管口可位于泌尿系或生殖管道,如开口于三角区与膀胱颈间则不产生症状;如开口于膀胱颈远侧可致梗阻、反流,在女性可有尿失禁。

女性输尿管口异位于前庭附近约占 1/3,位于阴道者占 25%,罕见开口于宫颈及子宫。男性则位于前列腺尿道者占半数,位于精囊者约 1/3,其他可位于输精管或射精管、附睾。输尿管口异位于直肠是很罕见的。

双侧输尿管口异位占 7.5%~17%,有些是单肾并输尿管口异位:一侧输尿管口异位,对侧是重复畸形并不少见。异位输尿管口距正常位置愈远,相应肾发育也越不正常。

【临床表现】

男性常无症状,除非有梗阻或感染,由于持续有小量尿流入后尿道,可能有尿频、尿急。如输尿管口异位于生殖道,可有前列腺炎、精囊炎、附睾炎。如系单一输尿管,膀胱镜检查可见患侧三角区不发育,膀胱底后外侧常被其下扩张的输尿管抬高,而其内扩大膨出的输尿管酷似异位输尿管膨出。

女性约半数有尿失禁,表现为正常分次排尿及持续滴尿。如尿储存于扩大的输尿管中,则患者于仰卧时不遗尿,但站立时则有尿失禁。女性有尿失禁是因异位输尿管口位于括约肌的远侧。输尿管口位置愈高,尿失禁愈轻,但常有梗阻,这是由于输尿管跨过膀胱颈的肌肉受挤压所致。较高位的异位输尿管口中 75% 有膀胱输尿管反流,也就是既反流又梗阻,常并发感染,多见于幼儿。小婴儿也可因梗阻出现腹部肿物。

【诊断】

诊断女性输尿管口异位有时很容易,有时却很困难。如并发重复肾双输尿管时,静脉尿路造影,功能良好的下半肾常显示向外下移位。仔细检查女性外阴,有时可在尿道口附近找到间断滴尿的异位输尿管口,自此插入导管做逆行造影可确诊。但造影常有困难,一方面由于管口难找,其次导管难插入狭窄的开口。静脉注射靛胭脂罕有帮助,这是因为病肾欠缺足够的浓缩能力。假如是单一输尿管,病肾常无功能,尤以异位肾或交叉异位及融合时诊断困难,应用超声检查在膀胱后寻找扩大的输尿管可有帮助。膀胱镜及阴道镜有时可协助寻找异位输尿管口。

【治疗】

根据肾功能决定,如单一输尿管开口于生殖系,肾功能常严重丧失,则做肾、输尿管切除。如异位开口于膀胱颈或尿道,肾功能常较好,则做输尿管膀胱再吻合术。如并发重复肾,上肾部功能丧失,做上半肾切除。罕见的情况是上半肾尚有功能,则做上输尿管与下肾盂吻合或将上输尿管与下输尿管吻合;也可做双输尿管膀胱再吻合。

双侧单一输尿管口异位,如输尿管口位于尿道,则膀胱三角区及膀胱颈均发育差。多见于女性,患者有完全性尿失禁。静脉尿路造影及排尿性膀胱尿道造影可以诊断。可试做重建手术,包括输尿管膀胱再吻合,用肠管扩大膀胱及 Young-Dees-Leadbetter 膀胱颈重建术。如仍不能控制排尿,可考虑做以阑尾为输出道的可控性尿路改流术(Mitrofanoff 术)。

第二节　膀胱畸形

一、重复膀胱

有完全性与不完全性重复。一般说完全性重复,左右并列,在男性 90% 有双阴茎,在女性则有双子宫、双阴道。40%～50% 的患者有肠重复,而腰骶椎也可能重复。

部分重复可能是矢状面或冠状面分隔,各连一输尿管,共同连一尿道。此外尚有葫芦形或多房性膀胱。

本症多合并上尿路或其他器官畸形,而致产或生后不久死亡。但也有重复膀胱无症状被偶然发现或因合并其他尿路畸形继发感染、结石经尿路造影而被诊断的。

二、膀胱憩室

本症是由于先天性膀胱壁局限性薄弱,加以下尿路梗阻,膀胱内压上升,使膀胱壁自分离的逼尿肌束之间突出而形成憩室。但也有先天性巨大憩室不并发尿路梗阻者。

膀胱憩室多见于男性,多为单发性,以位于输尿管口附近者最常见,憩室增大时,输尿管口就被包括在憩室内而发生反流。做排尿性膀胱尿道造影时发现平日小的膀胱憩室于排尿时显著增大,当排尿终了时,其内容又回入膀胱,呈假性剩余尿。另一型膀胱憩室位于顶部,大概与脐尿管消失不全有关。

治疗:主要是解除下尿路梗阻,控制感染。如憩室巨大,压迫膀胱颈及尿道须切除。而输尿管口邻近憩室或在憩室内造成严重反流,须做防反流的输尿管膀胱再吻合术并修复输尿管口膀胱部的肌肉缺损。

三、脐尿管畸形

在胚胎长达 40～50mm 时,泌尿生殖窦分为两部分,上方膨大部分演化成膀胱,其下段管形部分形成尿道。膀胱顶部扩展到脐部,与脐尿管相互固定。随着胚胎的逐渐长大,膀胱沿前腹壁下降。在此下降过程中,自脐有一细管即脐尿管与膀胱相连,以后退化成一纤维索。若脐尿管完全不闭锁,则在胎儿出生后膀胱与脐相通称脐尿管瘘。若脐尿管两端闭锁,而中段有管腔残存,则形成脐尿管囊肿。如果脐尿管只在一端闭锁,则形成脐窦或膀胱顶部憩室。

(一)脐尿管瘘

多见于男性,表现为脐部瘘口被覆黏膜或皮肤,不断有清亮尿液渗出。静脉注射靛胭脂或从尿道导管将亚甲蓝注入膀胱,可见染色尿液自脐部漏出。

本症应与卵黄管未闭、脐茸鉴别。经瘘口注入造影剂照侧位像,以判断造影剂进入膀胱还是小肠。膀胱造影在脐尿管瘘患者可见造影剂从膀胱顶上达脐部。

如无下尿路梗阻,则可手术闭合瘘管。

(二)脐尿管囊肿

多见于男性,囊肿位于脐下正中,介于腹横筋膜与腹膜间。小者无明显症状,大者可引起腹疼及肠道压迫症状。囊肿可继发感染。腹侧位平片显示前腹壁与囊肿间无肠曲存在。膀胱造影可显示膀胱顶部有受压现象。治疗为切除囊肿,如继发感染形成脓肿,应先切开引流,待炎症消退后再行切除。

四、泄殖腔外翻

约 200 000 个出生儿中有 1 例。患儿常早产。在外翻组织中,中间是肠黏膜,两侧是膀胱黏膜,其上缘相连如蹄铁形,并有各自的输尿管,外翻的肠管似盲肠。本症最常合并脊柱裂及双下腔静脉。

第三节　肾损伤

肾位于第 12 胸椎和第 3 腰椎之间的腹膜后间隙,后面有腰大肌、腰方肌和胸廓软组织,外面有第 10~12 肋骨,前面有腹膜及腹腔脏器,这些解剖结构使肾受到保护。肾外面被 Gerota 筋膜所包围,其中富有脂肪,称为脂肪囊,形成肾的脂肪垫,同时肾有一个锥体上下的活动度,可以缓冲外界暴力的作用,所以轻度外力,肾不易受到损伤。但是肾作为一实质器官,血流相当丰富,每分钟有 1200~1500mL 血流通过双肾,相当于心排出量的 1/4,这使肾的脆性大大增加,因此外力强度稍大即可造成肾的损伤。

肾损伤可在以下情况下发生。

1.直接暴力

患者受到撞击、跌打、挤压等,肾区受到直接打击所致,为最常见的致伤原因。

2.间接暴力

患者在运动中突然加速或减速、高处坠落后双足或臀部着地,爆震冲击波等致使肾受到惯性移位而致伤。

3.穿透伤

多见于弹片、枪弹、刀刺等锐器损伤,多合并胸、腹及其他脏器损伤,损伤复杂而严重。

4.医源性肾损伤

医疗操作如肾穿刺、腔内泌尿外科检查或治疗也可发生肾损伤。

5.自发性肾破裂

如果肾已有原发疾病如:肾积水、肾结核、肾肿瘤或囊性疾病,肾也可在无明显外来暴力作用下自发破裂。

根据肾损伤的严重程度可以分为:

1.肾轻度挫伤

损伤仅局限于部分肾实质,形成实质内瘀斑、血肿或局部包膜下小血肿,也可涉及肾集合系统引起少量血尿。由于损伤部分的肾实质分泌尿液的功能减低,故很少有尿外渗。一般症状轻微,愈合迅速。

2.肾挫裂伤

是肾实质挫裂伤,如伴有肾包膜破裂,可致肾周血肿。如肾盂、肾盏黏膜破裂,可见明显的血尿。但一般不引起严重的尿外渗。经内科治疗,大多可自行愈合。

3.肾全层裂伤

肾实质严重挫伤时外及肾包膜,内达肾盂、肾盏黏膜,此时常伴有肾周血肿和尿外渗。如肾周筋膜破裂,外渗血尿可沿后腹膜外渗。血肿若破入集合系统,则引起严重的血尿。有时肾一极可完全撕脱,或肾完全裂伤呈粉碎状。这类肾损伤症状明显,后果严重,均需手术治疗。

4.肾蒂损伤

肾蒂血管撕裂时可致大出血、休克。如肾蒂完全断裂,伤肾甚至可被挤压通过破裂的横膈进入胸腔。锐器刺伤肾血管可致假性动脉瘤、动-静脉瘘或肾盂静脉瘘。对冲伤常使肾动脉在腹主动脉开口处内膜受牵拉而破裂,导致肾动脉血栓形成,使肾失去功能。

5.病理性肾破裂

轻度暴力可使已有病理性改变的肾破裂,如肾肿瘤、肾积水、肾囊肿、脓肾等。有时暴力甚至不被察觉,称为自发性肾破裂。

一、诊断

(一)临床表现

肾损伤的主要症状有休克、出血、血尿、疼痛、伤侧腹壁强直和腰部肿胀等。

1.休克

早期休克可由于剧烈的疼痛所致,但其后与大量失血有关,其程度依伤势和失血量而定。除血尿失血外,肾周筋膜完整时,血肿局限于肾周筋膜;若肾周筋膜破裂,血液外渗到筋膜外形成大片的腹膜后血肿;若腹膜破裂,则大量血液流入腹膜腔,使病情迅速恶化。凡在短时间内迅速发生休克或快速输血 2 单位后仍不能纠正休克时,常提示有严重的内出血。晚期继发出血常见于伤后 2～3 周,偶尔在 2 个月后亦可发生。

2.血尿

90％以上的肾损伤患者可存在血尿,轻者仅为镜下血尿,但肉眼血尿较多见。严重者血尿甚浓,可伴有条索状血块和肾绞痛,有大量失血。多数病例血尿是一过性的。开始血尿量多,几天后逐渐消退。起床活动、用力、继发感染是继发血尿的诱因,多见于伤后 2～3 周。部分病例血尿可延续很长时间,甚至几个月。值得注意的是没有血尿不能除外肾损伤的存在,尿内血量的多少也不能断定肾损伤的严重程度和范围。如肾盂遭受到广泛的损伤、肾蒂撕脱、肾动脉血栓形成、输尿管断裂或被血块或者是肾组织碎片完全堵塞、血液流入腹腔以及血和尿同时外渗到肾周围组织时,尽管伤情很严重,但血尿可不明显。

3.疼痛与腹壁强直

伤侧肾区有痛感、压痛和强直。身体移动时疼痛加重,但轻重程度不一。这种痛感是由于肾实质损伤和肾被膜膨胀所引起。虽然腹壁的强直会影响到准确的触诊,但在某些病例仍可在腰部扪及肾出血形成的肿块。疼痛可局限于腰部或上腹部,或散布到全腹,放射到背后、肩部、髋部或腰骶部。如伴腹膜破裂而有大量尿液、血液流入腹腔,可致全腹压痛和肌紧张等腹膜刺激征。这种情况在幼童较易发生。

另外,当血块通过输尿管时可有剧烈的肾绞痛。腹部或腰部的贯通伤常有广泛的腹壁强直,由腹腔或胸腔的脏器损伤引起,但亦可由肾区血肿或腹腔内出血所造成。

4.腰区肿块

肾破裂时的血或尿外渗在腰部可形成一不规则的弥漫性肿块。如肾周筋膜完整,则肿块局限,否则在腹膜后间隙可形成一广泛的肿胀。以后皮下可出现瘀斑。这种肿胀即使在腹肌强直时也往往可以扪及。从肿胀的进展程度可以推测肾损伤的严重程度。为缓解腰区疼痛,患者脊柱常呈侧突。有时尚需与脾、肝包膜下出血形成的肿块鉴别。

(二)辅助检查

1.X线检查

肾挫伤及表浅肾裂伤,腹部X线片常无重要发现。当严重肾损伤引起肾周血肿、尿外渗时显示肾影增大、边缘模糊。另外尚可发现有腹腔内游离气体、气-液平面、腹腔内容物移位、气胸、骨折、异物等严重损伤的证据。排泄性尿路造影能确定肾损伤的程度和范围,肾损伤时应采用大剂量静脉尿路造影,不需要腹部加压,避免进一步造成肾损伤。当肾内有出血时显示肾盂、肾盏受压,变形或移位,肾破裂时出现造影剂外渗。尿路造影对伤肾及对侧肾功能的评价有重要意义,但由于肾损伤后血管挛缩或肾分泌功能受抑制,显影效果差,对肾损伤程度分级缺少特异性和敏感性,当前已很少使用,大多为CT所替代。

2.B超检查

具有快速、简便、无创伤之优点,能立即提供肾实质损伤的情况、有无肾周血肿和尿外渗以及腹膜后间隙的情况,常作为首选检查。当全身情况不稳定不宜做其他检查时,更有意义。但肾挫伤时可无异常发现,也不能清晰显示肾实质破裂程度。

3.CT检查

CT检查是一种安全、迅速、有效而无创伤的检查,能精确显示肾脏损伤部位、程度,其诊断肾损伤敏感性与特异性高,分辨率也高,诊断符合率为98%～100%。肾损伤时常规行CT增强扫描检查,增强CT扫描能精确显示肾实质裂伤、尿外渗、肾周血肿以及肾损伤程度。

4.肾血管造影

目前已很少用,当CT或静脉尿路造影显示一侧或双侧肾不显影,或其他肾血管损伤征象时,应作肾动脉造影或数字减影血管造影,进一步确定诊断。在肾动脉造影时可进行肾动脉栓塞治疗。

5.放射性核素检查

有助于确定诊断。但在急症情况下,其可行性及正确性均不及CT或静脉尿路造影。

(三)鉴别诊断

1.肝脏损伤

出血量较大,多有休克症状,腹腔可抽出不凝血,有腹膜刺激症状,没有血尿。

2.脾脏损伤

内出血及休克发展较快,腹腔内积血,可叩诊出移动性浊音,腹腔穿刺可抽得不凝固血液。

腹膜刺激症状不明显。没有血尿。

二、治疗

肾损伤的治疗依照伤员的一般情况、肾损伤的范围和程度，以及有无其他器官损伤而确定。

1.一般处理

对有严重休克的患者，首先进行紧急抢救，包括卧床休息、镇静止痛、保温、补充血容量等。许多病例经过处理后，休克获得纠正，一般情况得以好转。若休克系大量出血或弥漫性腹膜炎引起，则应选择及早而安全的探查手术。伴有腹腔脏器损伤时，需剖腹探查。单纯的肾损伤，如无严重的出血一般采用支持治疗。包括：①绝对卧床休息至少2周，待尿液变清后可允许起床活动，但小裂伤创口的愈合需4～6周，因此剧烈活动至少应在症状完全消失后1个月才能进行；②镇静、止痛、解痉；③合理的抗生素的预防性应用和止血药物的应用；④严密的观察生命体征，必要时输血补充血容量；⑤及时随访有无并发症如高血压的出现。

2.闭合性肾损伤的处理原则

轻度肾损伤采用非手术治疗，包括卧床休息，预防性应用抗生素，密切观察血尿及局部情况，测定血红蛋白、红细胞数、血细胞比容等。近来，对深度皮质裂伤亦主张先采用非手术治疗，避免了不必要的手术探查及由此所致的肾切除。观察期间若有继续出血的征象，应及时手术治疗。肾蒂损伤、肾粉碎性损伤、完全性肾断裂应采取手术治疗。大的腹膜后血肿及尿外渗亦有手术引流的指征。大多数闭合性肾损伤已不再需要手术治疗。

3.开放性肾损伤的处理原则

开放性肾损伤经复苏处理后，若血流动力学仍不稳定，应立即手术探查。枪伤所致者，因损伤范围及强度大，应及早探查。刺伤所致的肾损伤，若病情稳定，可先做影像学检查，再行决策。对浅表肾实质刺伤未累及集合系统，仅表现为包膜下血肿或肾周血肿，有无持续性出血时，可先采用非手术治疗。

4.手术治疗

若出现下列情况者应及时手术探查：①开放性肾损伤伴有腹腔其他脏器损伤者；②经检查证实肾蒂损伤、肾粉碎性损伤、完全性肾断裂；③经抗休克治疗后血压不能回，升或升而复降，提示有大出血者；④持续性血尿无减轻趋向，红细胞计数、血红蛋白量、血细胞比容均呈进行性下降；⑤非手术治疗过程中，肾区肿块无缩小且不断增大。手术探查对于多数患者宜采用经腹切口，以便全面探查，探查肾前，先控制肾蒂，以防止难以控制的出血及保护肾脏。

肾损伤的手术治疗有下列常用的几种方法。

(1)肾修补术：适用于肾裂伤的范围较局限，整个肾的血液循环无明显障碍者。创缘整齐者可直接缝合；创缘不整、血运不良者应先清创。若创缘对合有困难者，可用肾周筋膜或肌肉瓣填充，并用腹膜覆盖固定。

(2)肾部分切除术：适用于肾的一极严重挫伤或一极肾组织已游离且无血运，无保留价值，而其余组织无创伤或有裂伤可以修补者。肾部分切除后的断面应以肾包膜或游离的腹膜覆盖，促进切面愈合及防止继发性出血。

(3)肾切除术：肾切除术既能解除出血原因和感染来源，亦可避免再度手术和晚期残疾的后患,但原则上应尽一切力量保留伤肾。在病情危重需行肾切除时必须证实对侧肾功能良好后才能进行。肾切除适应证:①无法控制的大出血;②广泛的肾裂伤,尤其是战时的贯通伤;③无法修复的肾蒂严重损伤;④伤肾原有病理改变且无法修复者,如肾肿瘤、肾脓肿、巨大结石和肾积水。

(4)肾血管修复手术或肾血管重建手术:肾蒂损伤时,在术中应根据伤情,争取吻合或修补断裂或破裂的血管,重建肾的血液循环。此类手术应争取在伤后 12 小时以内完成,若延迟至18 小时以后,手术修复已无意义。

5.栓塞治疗

随着介入技术和设备的不断完善,尤其是数字减影血管造影技术的出现,可以动态监测血管和组织内密度的微小变化,为肾内动脉超选择性栓塞治疗(即超选择性插管至出血动脉分支内进行栓塞)提供可靠的依据,也使超选择性栓塞更为准确。对于经非手术治疗仍无缓解的严重血尿、单纯的肾血管损伤、肾血管损伤合并轻微的、不需要外科手术处理的其他脏器损伤及肾碎裂伤范围较局限者宜选用;相反,对于严重的肾盂、肾盏或近段输尿管破裂,则需外科手术探查或修补;合并确切的或可疑的需外科手术处理的肾毗邻脏器损伤、生命体征不平稳者则不宜选用。

第四节　输尿管损伤

输尿管为一细长而由肌肉黏膜构成的管形器官,位于腹膜后间隙,周围保护良好并有相当的活动范围。因此,由外界暴力(除贯通伤外)所致的输尿管损伤较为少见;但在临床上因腹部手术、盆腔手术、妇科手术及泌尿外科腔道镜检查及手术而造成的输尿管损伤却常有发生。

1.外伤性损伤

多见于战时,输尿管损伤时常伴有其他内脏的损伤或贯通伤。非贯通性损伤很少见,可因直接暴力使肾突然向上移位及使相对固定的输尿管被强烈牵拉而过度伸展,导致输尿管从肾盂肾盏撕裂或离断,这种创伤多见于背后受到重击。

2.手术损伤

多见于腹部或盆腔内进行较广泛的手术时,如子宫切除、结直肠癌根治性切除术时。手术损伤多见于下段输尿管,因此部位解剖较复杂,手术野较深,不易辨清输尿管位置。损伤可为结扎、钳夹、切开、切断、部分截除或损害输尿管血供而致管壁坏死。术时不一定被发现。直到术后出现漏尿或无尿(双侧损伤)时才被发现。

3.器械损伤

多见于泌尿外科输尿管逆行插管、输尿管肾盂镜或腔内泌尿外科操作时。有过结石、创伤或感染性炎症的输尿管,因壁层溃疡或组织脆弱较易遭受损伤。正常输尿管轻度损伤时大多不产生永久性的损害,仅在严重损伤时可致输尿管狭窄。

4.放射性损伤

比较罕见,多见于盆腔脏器肿瘤高强度放射物质照射后,输尿管及周围组织充血、水肿、坏死,以致输尿管壁瘢痕纤维化、粘连狭窄,引起输尿管梗阻。

分类

输尿管损伤的病理变化及后果与创伤的类型、发现及处理的时间和方法有密切关系。

1.钳夹伤

轻者无不良后果,重者造成输尿管狭窄、肾积水。如钳夹部位短期内坏死脱落则形成输尿管瘘。

2.结扎伤

(1)单侧结扎:若对侧肾功能正常,可无症状,或仅轻度的腰部胀痛。单侧输尿管完全结扎后的梗阻,引起肾盂、肾盏反流及再吸收来维持尿生成与尿排泄之间的平衡,在一定时期内可以保持肾功能不致丧失,当梗阻解除后,肾的排尿功能可完全恢复。病理缓冲的安全时间,根据已知的动物实验及临床经验,2周的时间比较安全,也有长达至术后2～3个月发现的病例。如在上述安全期内,仍可考虑行修复性手术,不可贸然实行肾切除。长期完全输尿管梗阻,可因反流压力致使肾血液循环受阻而发生肾萎缩。

(2)双侧结扎:一旦双侧输尿管均被完全结扎,壶即发生无尿,很容易被查出。如贯穿结扎为部分性的,则所致的部分性狭窄可引起肾积水或输尿管瘘。也有将结扎肠线吸收后,梗阻解除而不留上述病理改变者。

3.离断或切开

如在手术或外伤当时即被发现,立即实行修补或吻合,处理得当,则不留后遗症。若未发现,尿液渗入腹膜腔可引起尿性腹膜炎,渗入腹膜后可引起蜂窝织炎。此类病例如不及时处理,终将中毒、休克致死。部分病例尿液可经阴道或腹壁切口引流出来,形成输尿管瘘。未经手术处理的输尿管切口或形成的输尿管瘘,必将引起输尿管狭窄,继而引起肾、输尿管积水,并易诱发肾盂肾炎。

4.穿孔伤

多见于输尿管插管、输尿管镜检查、输尿管镜下碎石术中,尿液漏至腹膜后,可引起腹痛、腹胀,穿孔较小者可自愈。

5.扭曲

结扎缝合输尿管附近组织时,可牵拉输尿管形成扭曲,或因输尿管周围组织的炎症反应及瘢痕收缩,粘连牵拉输尿管形成扭曲,导致尿液引流不畅,输尿管上段扩张、肾积水,并可并发结石形成及感染。

6.缺血性坏死

在盆腔手术时,如根治性子宫切除术,广泛的清扫髂血管及输尿管周围淋巴组织时,输尿管盆段的鞘膜和血液循环都可能遭到破坏,有的甚至使平滑肌撕裂。这样一段输尿管的蠕动功能势必减退或消失,尿液将在此淤积、扩张。而广泛的组织创伤,盆腔的组织液的渗出较多,引流不畅易导致感染。缺血、扩张、内压升高、蠕动很差的输尿管浸泡在可能感染的积液中,必会发生穿孔及大段坏死。此时若已形成周围组织粘连,尿液外渗后,可被包围形成局限性的盆腔脓肿,并向薄弱的阴道穿孔,形成输尿管阴道瘘。完成上述病理过程,常需经1～2周的时间。故此类输尿管损伤多在术后一周左右开始出现症状,多为双侧受累。

一、诊断

(一)临床表现

输尿管损伤的症状极不一致，可因术中及时发现并立即处理而无临床表现，也可因伴有其他重要脏器的损伤而被忽视。另外，输尿管单侧损伤和双侧损伤的临床表现也不一致。

1.尿外渗或尿瘘

可发生于损伤一开始，也可于4~5天后因血供障碍（钳夹、缝扎或外膜剥离后缺血）使输尿管壁坏死而发生迟发性尿外渗。尿液由输尿管损伤处外渗到后腹膜间隙，引起局部肿胀和疼痛，腹胀、患侧肌肉痉挛和明显压痛。如腹膜破裂，则尿液可漏入腹腔引起腹膜刺激征。一旦继发感染，可出现脓毒血症如寒战、高热。尿瘘常发生于输尿管损伤后2~3周，如同时有腹壁创口或与阴道、肠道创口相通，可发生尿瘘。

2.感染

多为继发性感染，受伤后的输尿管周围组织发炎、坏死及尿液渗入腹膜后及腹腔，很快形成脓肿或腹膜炎，临床上多表现为发热、腰痛、腹肌紧张及肾区叩痛。

3.血尿

输尿管损伤引起的血尿的严重程度与创伤的程度不成正比，如输尿管逆行插管或输尿管镜术后，引起输尿管黏膜的擦伤可引起较严重的血尿，而输尿管完全离断或被结扎，不一定有血尿出现。

4.梗阻症状

术中误扎输尿管引起梗阻的早期，因肾盂、肾盏反流及再吸收能力，可维持尿生成与尿排泄之间的平衡，在一定时期内可以保持肾功能不致丧失。尤其是单侧输尿管完全结扎可因对侧肾功能正常而无症状或症状轻微。部分患者患肾因长期完全梗阻而萎缩，可完全无症状。双侧输尿管被离断、撕脱或结扎后，伤后立即出现无尿。输尿管损伤也可因炎症、继发感染、水肿、尿瘘、粘连等造成输尿管狭窄引起梗阻，可表现为腰痛、肾积水、继发性的肾感染、肾功能受损。

(二)辅助检查

盆腔手术后的患者，如果发现尿少、血尿、无尿、肾区压痛及尿外渗等现象，应考虑到输尿管损伤的可能性，应进一步检查。

经膀胱镜逆行插管时，往往插管受阻，逆行造影显示梗阻或造影剂外溢。

排泄性尿路造影时伤侧肾脏显影不佳或不显影。

B超检查的诊断意义不大，只能发现尿外渗和梗阻造成的肾积水。

二、治疗

输尿管损伤的治疗原则为恢复输尿管的连续性或完整性，减少局部发生狭窄的机会，保持尿液引流通畅，尽一切可能确保患侧肾功能。

(一)处理原则

患者全身情况危重、休克、脱水、失血严重或合并有其他重要脏器创伤时，应先改善全身情况及优先处理重要器官的创伤，再根据情况处理输尿管损伤。

手术中发生并及时发现的输尿管损伤，立即进行处理是损伤修复的最佳时机，此时损伤组织尚无水肿或粘连,手术修复简单易行,术后恢复良好,并发症亦少。对手术中未能及时发现,术后 72 小时内及时发现并明确诊断的输尿管损伤,应立即处理。对延迟发现或发生的输尿管损伤,若超过 72 小时,原则上不宜立即修复,因为尿外渗引起局部组织充血、水肿及炎症反应,输尿管及周围组织的修复能力差,手术成功的机会很小。

对输尿管的损伤段应彻底扩创,直至输尿管两端有明显渗血为止,以防止因局部组织缺血、失活而导致吻合口破裂,同时应注意不能过多破坏输尿管鞘及周围组织;修复及吻合输尿管应在无张力的情况下进行。

(二)处理方法

根据输尿管损伤的类型、部位、缺损范围、损伤时间长短、患者全身情况及肾功能情况选择不同的处理方法,目前尚无统一的治疗标准。

1.留置支架管法

对于输尿管挫伤、逆行插管、输尿管镜操作等造成的损伤或术后早期发现的输尿管损伤,若输尿管的完整性未被破坏,血运良好,可经输尿管镜逆行插管或破裂部位插入输尿管导管或双 J 管,保证引流通畅即可。

2.经皮肾穿刺造瘘术

对于休克、全身条件差的患者,肾造瘘术是挽救生命的重要措施。另外对于发现较晚(超过 72 小时)的输尿管损伤,也应当行肾造瘘术,3 个月后再行输尿管修复手术。

3.吻合手术

对开放手术术中及术后 72 小时内发现的输尿管损伤应立即行输尿管端端吻合术或输尿管膀胱吻合术。若输尿管部分断裂或完全断裂,但无明显缺损者,可行端端吻合术,内置双 J 管引流;对损伤部位距输尿管膀胱开口 5 cm 以内的输尿管损伤可考虑输尿管膀胱吻合术;对缺损或病变段在 5～9 cm 的患者,可采用输尿管膀胱瓣(Boari 膀胱瓣)吻合术,对于缺损或病变段较长者,也可采用膀胱腰大肌悬吊输尿管膀胱吻合术;若缺损段太长,也可行回肠代输尿管术。后者因手术较复杂,并发症多,选择应慎重。

4.肾切除术

对梗阻时间长,患肾功能丧失者;长期尿瘘继发肾脏感染无法控制者;以及因肿瘤、腹膜后广泛粘连,已无法再做修复手术者,且对侧肾功能良好,可行患侧肾切除术。

第五节　膀胱损伤

膀胱是贮存、排泄尿液的肌膜性囊状器官,其大小、形状、位置随储尿量及年龄的变化而变化。其随着贮存尿液的多少而呈膨起或空虚。儿童的膀胱位置较高,几乎全在前腹壁之后,无骨盆保护。在成年男性,膀胱介于耻骨与直肠之间,顶部及后壁的一部分为腹膜所覆盖,其下与前列腺部尿道相通,后面为精囊和输精管壶腹部,膀胱与直肠之间是直肠膀胱陷凹。在膀胱排空时,全部在骨盆内;膀胱充盈时,则顶部上升与前腹壁接触。女性膀胱之后方为子宫,两者之间是子宫膀胱陷凹。故女性膀胱的位置较男性为靠前和较低,而覆盖于膀胱后壁的腹膜返折,因与子宫相连,故较男性者为高。

一、病因与分类

空虚的膀胱位于骨盆深处,受到骨盆、筋膜、肌肉及软组织的保护,除骨盆骨折或贯通伤外,一般不易损伤。但当膀胱充盈时,膀胱顶部高出耻骨联合以上,与前腹壁相贴,失去骨盆的保护,由于体积增大,壁薄而紧张,故而在受到外力作用时容易导致膀胱损伤。膀胱在肿瘤、结核、结石、神经源性膀胱等病理情况下其损伤的概率较正常膀胱高,而且易发生自发性膀胱破裂。此外,骨盆手术、下腹部手术、妇科手术及泌尿科膀胱镜操作时,均可造成医源性损伤。膀胱异物如铁钉、铁丝、缝针等尖锐异物也可造成膀胱穿孔。

根据膀胱损伤的原因不同,膀胱损伤可分为闭合性损伤(钝挫伤)、开放性损伤(贯通伤)、医源性损伤三类。

1.闭合性损伤

最常见,约占膀胱损伤的80%。多发生于膀胱膨胀时,因直接或间接暴力,使膀胱内压骤然升高或强烈震动而破裂,如撞击、踢伤、坠落或交通事故等。其他如骨盆骨折时骨片刺破膀胱或待产,膀胱被压于胎头或耻骨之间过长,造成膀胱三角区缺血性坏死,形成膀胱阴道瘘。酒醉后膀胱膨胀、壁薄,也易受伤破裂。另外,存在病变的膀胱如肿瘤、结核等不能耐受过度膨胀,发生破裂,则称之为自发性膀胱破裂。

2.开放性损伤

多见于战时,以弹片和刺伤多见,常合并其他脏器损伤如直肠、阴道损伤,形成膀胱直肠瘘或膀胱阴道瘘。

3.医源性损伤

也较常见,膀胱镜检查、尿道扩张、TURP、TURBT、膀胱碎石术等操作不慎,可损伤膀胱。下腹部手术如疝修补术、输卵管结扎术、剖宫产以及盆腔脏器手术等也易伤及膀胱。

由于膀胱位于腹膜间位,故膀胱破裂可根据裂口与腹膜的关系分为腹膜内型、腹膜外型和腹膜内外混合型。当膀胱膨胀时,其破裂部位多位于膀胱顶部及后壁,裂口与腹腔相通,尿液进入腹腔,可引起严重的尿性腹膜炎。而骨盆骨折所致的膀胱破裂,其破口多在膀胱的前侧壁或底部,尿液外渗均在腹膜外膀胱周围组织中。战时的火器伤,其损伤部位与弹道方向有关,腹膜内外破裂可同时存在,且多伴有其他脏器损伤。

二、诊断

(一)病史及体检

患者下腹部或骨盆受外来暴力后,出现腹痛、血尿及排尿困难,体检发现耻骨上区压痛,直肠指检触及直肠前壁饱满感,提示腹膜外膀胱破裂。全腹剧痛、腹肌紧张,压痛及反跳痛,并有移动性浊音,提示腹膜内膀胱破裂,行腹腔穿刺可抽出血性尿液。

(二)临床表现

膀胱壁轻度挫伤仅有下腹部疼痛,少量终末血尿,短期内自行消失。膀胱全层破裂时症状明显,腹膜外型与腹膜内型破裂有不同的表现。

1.休克

骨盆骨折所致剧痛、大出血,膀胱破裂引起尿外渗及腹膜炎,伤势严重,常发生休克。

2.腹痛

腹膜外破裂时,尿外渗和血肿引起下腹部疼痛、压痛及肌紧张,直肠指检可触及肿物且有触痛。腹膜内破裂时,尿液流入腹腔而引起急性腹膜炎症状,并有移动性浊音。

3.血尿和排尿困难

有尿意,但不能排尿或仅排出少量血尿。当有血块堵塞或尿外渗到膀胱周围、腹腔时,则无尿液自尿道排出。

4.尿瘘

开放性损伤可有体表伤口漏尿;如与直肠、阴道相通,则经肛门、阴道漏尿。闭合性损伤在尿外渗感染后破溃,也可形成尿瘘。

(三)辅助检查

1.导尿检查

骨盆骨折时,常合并前列腺尖部尿道断裂。对此,应首先进行导尿检查。若能顺利将导尿管插入膀胱导出尿液,则应进一步在导出尿液后向膀胱内注入一定量的生理盐水。然后抽出,如抽出量与注入量相同,则表明膀胱壁是完整的。但若抽出量明显多于或少于注入量,则提示膀胱可能有破裂。

2.膀胱造影

自导尿管注入 15% 泛影葡胺 200~300mL,拍摄前后位 X 线片,抽出造影剂后再拍摄 X 线片,可发现造影剂漏至膀胱外。腹膜内膀胱破裂时,则显示造影剂衬托的肠袢。

3.腹腔穿刺

采用腹腔穿刺抽液,并测定抽出液中氨的含量。对诊断有无腹膜内型膀胱损伤有一定帮助。

4.手术探查

经检查证实有膀胱破裂、腹内其他脏器损伤或后尿道断裂者,应做好术前充分准备,及时施行手术探查。根据探查发现,分别进行适当处理。

三、治疗

膀胱挫伤一般不需要特殊处理,除卧床休息,多饮水,让其自行排尿或尿道置管引流外,必要时给予镇静、抗感染药物。血尿和膀胱刺激征可在短期内消失。

各种原因引起的腹膜内膀胱破裂和开放性膀胱损伤应手术治疗。

(一)紧急处理

抗休克治疗,如输液、输血、止痛、使用广谱抗生素预防感染。合并骨盆骨折时,行骨盆固定,防止加重损伤。

(二)保守治疗

膀胱挫伤或造影时仅有少量尿外渗,症状较轻者,可从尿道插入导尿管持续引流尿液 7~10 天,并保持通畅;使用抗生素,预防感染,破裂可自愈。

(三)手术治疗

膀胱破裂伴有出血和尿外渗,诊断明确后,立即手术修补,根据损伤部位和程度修补裂口,充分引流尿外渗,耻骨上留置膀胱造口管或者留置导尿。腹膜外膀胱破裂行修补术后,应放置引流管,充分引流外渗的尿液。腹膜内膀胱破裂则行剖腹探查,吸净腹腔内尿液,并处理其他脏器的损伤。

第五章　脊柱疾病

第一节　脊柱骨折与脊髓损伤

(一)脊柱损伤的分类

1.按脊柱损伤的受力机制分类

(1)屈曲压缩:是最常见的损伤机制。例如在前屈腰体位,背部受砸压伤则发生脊柱的屈曲压缩损伤,轻者椎体前楔形压缩骨折,重者发生骨折脱位,脊柱前部压缩,后部分离。

(2)屈曲分离损伤:如安全带损伤,躯干被安全带固定,头颈及上半身向前屈曲,致脊柱损伤,发生骨折或脱位;由于上部并无受压砸力,故为分离损伤。

(3)垂直压缩:如重物砸于头顶或肩部,或高处落下,足着地或臀部着地,脊柱受垂直方向的压力,致椎间盘髓核突入椎体中致椎体发生骨折,如爆炸状,故称爆裂骨折。

(4)旋转及侧屈:脊柱由小关节突及椎体等连接,由于小关节的方向不同,侧屈时常伴有旋转、旋转侧屈或前屈可发生单侧关节脱位,常见于颈椎损伤;侧屈可致椎体侧方压缩骨折。

(5)伸展损伤:常发生在颈椎,例如向前摔倒时,头或前额撞击于物体上致颈向后伸展则发生伸展损伤,常无骨折或脱位;有时可见棘突被挤压骨折或椎体前下缘撕裂小骨折片,称泪滴骨折。

上述损伤暴力亦可为复合的,如屈曲并垂直压缩,屈曲旋转等。

2.按脊椎损伤的部位

如棘突骨折、关节突骨折、横突骨折(由肌肉突然收缩牵拉所致)、椎体骨折及骨折脱位等。

3.按骨折形态

为临床最常采用的分类:

(1)压缩骨折(compressionfracture):椎体前方压缩骨折,系上位椎间盘压其下方椎体上缘骨折。压缩程度以椎体前缘高度占后缘高度的比值计算,分Ⅰ度:轻度压缩 1/3;Ⅱ度中度:压缩 1/2;Ⅲ度重度,压缩 273 压缩骨折。Ⅲ度及Ⅱ度压缩骨折常伴有其后方棘韧带断裂。

(2)爆裂骨折(burstingfracture):髓核突入椎体致爆裂骨折,其骨折块可向左右前后移位,但主要是向椎管内移位,并常损伤脊髓。骨折向两侧移位,致两侧椎弓根距离加宽。

(3)Chance 骨折:骨折线呈水平走行,由椎体前缘向后经椎弓根至棘突发生水平骨折或致棘间韧带断裂;常见于安全带损伤,骨折移位不大,脊髓损伤少见。

(4)骨折脱位(fracture dislocation):椎体骨折可为屈曲压缩或爆裂骨折,其上位椎向前方脱位。在腰椎可发生反向损伤,例如腰背部被横向暴力打击,可发生上位椎向后方脱位。前脱位程度以关节突算分为Ⅰ度脱位;Ⅱ度关节突起跳跃,上位椎下关节突尖正在下位椎上关节突上;Ⅲ度关节突起交锁,上位椎的下关节突位于下位椎上关节突的前方,发生交锁不能自行复位。脱位程度以椎体前后径计算,上下椎体后缘相差 1/4 椎矢径以内为Ⅰ度,1/4~2/4 为Ⅱ度,大于 2/4 不超过 3/4 为Ⅲ度,大于 3/4 为Ⅳ度,大于 4/4 为全脱位。Ⅱ度、Ⅲ度脱位常伴有脊髓损伤。

(5)脱位(dislocation):分离屈曲损伤常致脊椎关节脱位而无压缩骨折,多见于颈椎,有单侧脱位及双侧脱位。

(6)其他:在颈椎还有寰椎前后弓骨折(Jefferson 骨折),枢椎齿突骨折(odontoidpeg fracture),枢椎峡部骨折(Hangman 骨折)、棘突骨折。腰椎有横突骨折、峡部骨折等。

4.按脊柱稳定性分类

分为稳定骨折(stable fracture)与不稳定骨折(unstable fracture)。棘突骨折、横突骨折、单纯压缩骨折属于稳定骨折。Denis 将脊椎分为前中后三柱,椎体及椎间盘前 1/2 为前柱,后 1/2 加后纵韧带为中柱,椎弓根后结构为后柱。McAfee 等将伴有后柱损伤的爆裂骨折分类为不稳定骨折,而无后方结构损伤爆裂骨折为稳定骨折。所有骨折脱位的三柱均受破坏,故为不稳定骨折;对压缩骨折伴有棘间韧带断裂的颈椎、胸腰段及腰椎骨折应视为不稳定骨折;$L_{4,5}$ 峡部骨折亦属于不稳定者。

(二)脊髓损伤分类

1.完全性脊髓损伤(complete spinal cord injur)

临床表现为完全截瘫,除损伤平面以下感觉、运动完全丧失,排尿排便功能障碍(括约肌失控)之外,必须包括肛门会阴区感觉和运动(括约肌)丧失。在圆锥损伤,则仅为括约肌和骶区感觉和运动丧失。

2.不完全脊髓损伤(incomplete spinal cord injur)

损伤平面以下感觉和(或)运动功能,或括约肌反射不完全丧失,但必须包括肛门骶区感觉存在。

3.脊髓震荡(contusion of spinal cord)

为轻度脊髓损伤,开始即呈不完全截瘫。并且在 24 小时内开始恢复,至 6 周时,恢复完全,其与不完全脊髓损伤之区别在于前者可完全恢复,而后者恢复不全。

其与脊髓休克(spinal shock)的不同,主要是组织病理学不同和预后不同。脊髓震荡的病理改变已于前述,脊髓休克本身无明显病理改变。Rita 与 Zllis 提出脊髓休克本身可能的角色是接收器与突触传递的变化。脊髓休克完全脊髓损伤及严重不全损伤的伤后休克期,脊髓呈休克无反应期。

4.中央脊髓损伤(central cord injur)

不完全脊髓损伤,主要见于颈椎后伸损伤或爆裂骨折,其特征是上肢瘫痪重,下肢瘫痪轻,感觉不完全丧失,括约肌可无障碍或轻度障碍,此乃因中央脊髓损伤的范围,主要是中央灰质,对白质的影响,近灰质者重,离开灰质近周边者轻,而皮质脊髓侧束和前束中的神经纤维排列,上肢者近中央,下肢者远离中央,故下肢神经纤维受累轻。其预后较好。

中央脊髓损伤的平面并不一致,在爆裂骨折所致者,截瘫平面与骨折平面一致。在后伸损伤所致者,常累及中下颈椎,如三角肌麻痹,但麻痹最重者为手肌,特别是手内在肌,可完全瘫痪。

中央脊髓损伤可与脊髓半伤并存,即上下肢均为中央脊髓损伤表现,但可半侧重,而另半侧轻。

5.脊髓半伤(Brown-Sequard)

常由后关节单侧脱位或横脱位所引起。脊髓半侧遭受损伤,系不完全损伤,伤(同)侧平面以下运动障碍,对侧感觉障碍,括约肌功能多存在,因同侧皮质脊髓束下行受损,而肢体感觉传入脊髓后,交叉至对侧上行,故出现对侧感觉障碍。

6.前脊髓损伤(anterior cord injur)

脊髓前部遭受损伤,见于颈椎爆裂骨折,骨折块移位突然击入椎管,损伤或压迫前部脊髓。亦见于颈后伸损伤。何以颈椎后伸损伤和爆裂骨折,即可引起中央脊髓损伤,又可致前脊髓损伤,笔者的研究是与椎管矢状径有关。当椎管较狭窄时,后伸损伤使椎管进一步变窄,前后挤压脊髓发生中央脊髓损伤;同理,爆裂骨折时,骨折块自前方损伤脊髓,后方因椎管狭窄对脊髓的反作用,使脊髓受前后应力损伤,成为中央脊髓损伤。当椎管较宽时,后伸损伤时脊髓向后弯曲,后方未受挤压而前方被牵拉损伤成为前脊髓损伤。爆裂骨折致伤脊髓前部,因椎管较宽而后方无对冲损伤。

前脊髓损伤的主要表现是伤平面以下大多数运动完全瘫痪,括约肌功能障碍而深部感觉、位置觉保存。此乃因薄束与楔束保存之故。其损伤机制除直接损伤脊髓前部之外,还可有中央动脉损伤,其供养脊髓前 2/3,与临床表现相一致。这也是前脊髓损伤运动功能恢复困难的原因之一。

7.后脊髓损伤(postenor cord injur)

很少见,可见于椎板骨折下陷压迫脊髓后部,感觉障碍包括深感觉丧失较运动功能障碍严重。

8.创伤性上升性脊髓缺血损伤(traumatic ascending ischemic cord injur)

多见于下胸椎损伤,伤后截瘫平面持续上升,有两种表现,笔者之 5 例,2 例为 T_{10} 骨折脱位,3 例为胸腰段损伤。熊思富、饶书城等报道 12 例,胸腰椎损伤部位是 $T_{4,5}$,T_{10},$T_{11\sim12}$ 各 1 例,$T_{12}\sim L_1$ 为 9 例。伤后截瘫平面与骨折脱位一致。伤后 2~3 天截瘫平面开始上升,其中 3 例上升至 $C_{2\sim4}$ 平面,因呼吸衰竭致死;其余截瘫平面上升 3~5 节段,大多数在 $T_{7\sim8}$ 平面停止上升,停止时间最晚在伤后 23 天。死亡之 1 例解剖见整个脊髓自 C_2~骶髓软化坏死;另 2 例于伤后 4 周~6 个月手术探查,见胸髓自 T_4 以下坏死软化或呈瘢痕化,患者下肢截瘫一直呈松弛性而非痉挛性。其原因有二,截瘫平面上升至颈髓致死者,系胸 10 伤段脊髓血管(前后动静脉)血栓,逐渐扩大向上向下蔓延至颈髓和骶髓,致整个脊髓缺血坏死;另一种为胸腰段的大髓动脉(GMA)即过去称根大动脉(Adamkewicz)受损伤,致其供养之下胸段脊髓段缺血坏死。

9.无骨折脱位脊髓损伤(spinal cord injury without fracture-dislocation,SCIWOFD,or spinal cord injury without radiographic abrormality,SCIWORA)

其发生率有日渐增多之趋势,可分为四型。

(1)儿童颈椎 SCIWORA:见于 6 个月至 16 岁儿童,8 岁以下者过半,多因车祸、高处坠落、牵拉等严重损伤,由于脊柱弹性较大,可发生脊髓损伤而无骨折脱位,脊髓中央损伤占一半,其次为完全脊髓损伤、不完全脊髓损伤、个别为 Brown-Sequard。其一个特点是约一半病例在伤后至脊髓损伤出现有一个潜伏期,时间自数小时至 4 天。

(2)中老年人 SCIWOFD:以 50 岁以上多见。轻微损伤如摔倒、碰伤等后伸损伤占大多数,亦可发生于交通事故或高处坠落等,伤后即发生截瘫,中央脊髓损伤占 70%,其他为完全脊髓损伤、不全脊髓损伤、Brown-Sequard 和神经根损伤。X 线片、CT、MRI 等影像学检查,发现椎管狭窄占 70%,前纵韧带损伤、椎间盘突出者过半,后纵韧带出血,棘上韧带断裂等,个别有椎体骨折但无移位,故在 X 线片上未能显示。脊髓改变有受压、软化、断裂等,与临床表现一致。

(3)胸椎 SCIWORA:主要发生在儿童和青壮年,儿童组之年龄在 1～11 岁,青壮年为 18～38 岁。致伤原因系车祸、轧压伤、辗轧伤等严重砸压伤,成人伤后立即截瘫,儿童则半数有潜伏期,自伤 2 小时到 4 天才出现截瘫,截瘫平面在上部胸椎者占 1/3,在下部胸椎者占 2/3,绝大多数为完全截瘫,且系松弛性瘫痪。胸椎 SCIWORA 还有一个特点即胸部或腹部伴发伤较多,可达半数以上,胸部伤主要为多发肋骨骨折和血胸,腹部伤则主要为肝脾破裂出血。胸椎 SCIWORA 的损伤机制可能有大髓动脉(GMA)损伤,或由于胸、腹腔压力剧增致椎管内高压,小动静脉出血而脊髓缺血损伤,部分病例表现为脑脊液(csf)中有出血。例如一名 18 岁女性,乘电梯发生故障,被挤于电梯与顶壁之间达 4 小时,经救出后发现 T_{12} 以下不全截瘫,胸锁关节前脱位,右第 6～8 肋骨骨折,骨盆骨折,肉眼血尿,胸腰椎无骨折脱位,腰椎穿刺(腰穿)csf 中红细胞为 $150×10^6/L$。说明胸、腹腔被挤高压,可致脊髓损伤。

(4)一过性腰椎 SCIWOFD:少见,作者和 Macmillan 共报道 5 例,均为青壮年男性,致伤原因有背部撞伤,冰上摔倒,车上摔下,倒立过伸位摔倒等,伤后双下肢不全瘫。X 线检查,4 例腰椎椎管狭窄,可能是发病的基础因素,经保守治疗,截瘫完全恢复。

10.圆锥损伤(conus injur)

大多数人的圆锥位于 L_1 椎体平面,其上方为脊髓,周围则为腰骶神经根(马尾)。胸腰段损伤、L_1 爆裂骨折,可造成圆锥损伤,亦可造成脊髓和神经根损伤,因此,圆锥损伤可分为三类或三型:①脊髓、圆锥、神经根损伤,临床表现为脊髓平面损伤;②腰骶神经根圆锥损伤;③单纯圆锥损伤,支配下肢的腰骶神经根无损伤,仅表现为圆锥损伤,即肛门会阴区感觉障碍,括约肌功能障碍,球海绵体反射和肛门反射消失。第二类马尾神经根损伤一般较圆锥损伤为轻,可获得恢复,即下肢瘫恢复,而遗留括约肌障碍和会阴感觉障碍。MRI 可观察到圆锥部损伤改变。

11.马尾损伤(cauda equina injur)

L_2 以下骨折或骨折脱位,单纯损伤马尾,可为完全损伤或不完全损伤,双侧平面可以一致,亦可不一致。完全损伤时,感觉丧失,运动瘫痪为松弛性,腱反射消失,包括 S$_{2\sim4}$神经损伤者,括约肌功能障碍,球海绵体反射和肛门反射消失。

12.脊髓锐器伤

由于锐器刺伤脊髓,可为全横断或部分横断,MRI 可显示脊髓损伤情况,脊椎多无明显损伤,因锐器常从椎间隙或椎间盘刺入。

13.脊髓火器伤

弹丸等投射物进入椎管或贯通,系弹丸直接损伤脊髓,多致脊髓横断,椎管外脊椎火器伤如击中椎体、椎弓、棘突、横突等,系弹丸的冲击压力波损伤脊髓,椎骨多系洞穿伤,极少破碎骨折片致伤脊髓,根据脊椎伤部位至椎管的距离和弹丸速度,脊髓损伤程度分为完全脊髓损伤,不完全脊髓损伤和脊髓轻微损伤不等。

(三)临床表现和神经学检查

1.脊柱损伤、骨折或骨折脱位

表现为伤部疼痛,活动受限,骨折椎的棘突常有压痛,在明显的压缩骨折或骨折脱位,常见伤椎和上位脊椎的棘突后凸和压痛,有棘突间韧带撕裂和脱位者,该棘突间隙增宽,严重者棘上韧带同平面腰背筋膜撕伤,可见皮下溢血,确切的检查诊断,依靠 X 线等影像学检查。

2.脊髓损伤

(1)脊髓损伤的表现为截瘫,颈脊髓损伤致上肢和下肢均瘫称四肢瘫(guadriplegia)(不称高位截瘫),而胸腰脊髓伤则双下肢瘫,称截瘫(paraplegia)。各类脊髓损伤的特点已如前述,在完全脊髓损伤和严重不全脊髓损伤病例,伤后可呈现一段脊髓休克期,即损伤节段以下的脊髓,其本身功能应当是存在的,由于损伤,致损伤节段和其以下脊髓功能暂时丧失,表现为感觉丧失,肌肉瘫痪,深、浅反射消失等下运动神经元损伤表现;待休克期过后,损伤平面以下脊髓功能恢复,则其支配之肌张力增加,腱反射恢复,由于失去上运动神经元控制,表现为反射亢进,及出现 Babinski 等病理反射。脊髓休克期的长短,依损伤平面和损伤严重程度而定,在颈脊髓严重损伤,脊髓休克期可长达 8 周～2 个月,而胸段脊髓损伤的脊髓休克期则短得多,肛门反射及阴茎海绵体反射的出现,表示脊髓休克期将过,待下肢腱反射出现,肌肉张力增高和痉挛,则常需更长的时间。

(2)神经学检查

1)神经平面即截瘫平面,依据感觉平面和运动平面而定。在一些患者特别是颈脊髓、胸腰段及腰椎、身体左右两侧的平面常是不一样的,因而应左右两侧分别记录,即左侧感觉节段、右侧感觉节段、左侧运动节段、右侧运动节段。感觉平面指该侧正常感觉功能的最低脊髓节段,运动平面则指正常运动功能的最低节段。感觉减退及肌力减低节段均不是正常节段,而是截瘫平面以下的节段,是部分功能保留即部分神经节段的支配区。

2)感觉检查:应检查上肢躯干及下肢共 28 个皮区的关键点,如 C$_3$ 为锁骨上窝,C$_4$ 为肩锁关节顶部,T$_1$ 为肘前窝尺侧,T$_2$ 为腋窝,T$_3$ 以下为同序数肋间。每个关键点应检查轻触觉与针刺痛觉,以缺失为 0,障碍为 1,正常为 2 来记录与评分。

3)运动检查:推荐检查 10 对肌节中的关键肌。自上而下按肌肉分级,C_4 为三角肌,C_5 为屈肘肌(肱二头、肱肌),C_6 为桡腕伸肌(包括肱桡肌),C_7 为肱三头肌,C_8 为中指屈指肌,T_1 为小指外展肌,L_2 为髂腰肌,L_3 为股四头肌,L_4 为胫前肌,L_5 为踇及趾长伸肌,S_1 为小腿三头肌。肌力按 0~5 级记录,评定分为无、减弱及正常。运动平面的确定是根据相邻的上一个关键肌的肌力必定在 4~5 级,表明这块肌肉受两个完整的神经节段支配,例如 C_7 支配的关键肌无收缩力,C_6 支配肌肉肌力 3 级,C_5 支配肌肉肌力为 4 或以上,则运动平面在 C_6 即以肌力为 3 级的神经节段为运动平面。

4)肛门括约肌及会阴感觉检查:此为美国脊柱损伤学会 1992 年修订脊髓损伤分类和功能标准所强调的一项检查。肛门括约肌的检查系带指套插入肛门中(略等片刻),问其有无感觉及令其收缩肛门,存在肛门括约肌收缩与肛门黏膜感觉及会阴部感觉者为不全脊髓损伤,消失者为完全性损伤。

(3)脊髓损伤严重程度的临床分级:2000 年美国脊柱损伤协会(ASIA)根据 Frankel 分级修订如下:

1)完全性损害:在骶段 S_4~S_5 无任何感觉和运动功能保留。

2)不完全性损害,在神经平面以下包括 S_4~S_5 存在感觉功能,但无运动功能。

3)不完全性损害:在神经平面以下存在运动功能,且平面以下,至少一半以上的关键肌肌力<3 级。

4)不完全性损害,在神经平面以下,存在运动功能,且平面以下至少一半的关键肌肌力≥3 级。

5)正常,感觉和运动功能正常。

注:3)和 4)级除 S_4~S_5 有感觉或运动功能保留之外,还必须具备如下两点之一:①肛门括约肌有自主收缩;②神经平面以下有 3 个节段以上运动功能保留。

(4)截瘫平面高于骨折脱位平面:通常脊椎骨折或骨折脱位损伤其同平面的脊髓与神经根,截瘫平面与脊椎损伤平面是一致的。虽然在病理学上,损伤节段脊髓内出血可以向上向下累及 1~2 个脊髓节,但因脊髓节段数比同序数脊椎的平面为高,例如对应 T_{12} 脊椎的脊髓节段为 $L_{2\sim4}$,其脊髓内出血,一般不会高于 T_{12} 节段,故截瘫平面与脊椎损伤平面一致。但下列情况截瘫平面可以高于脊椎损伤平面 2 个脊髓节段。①胸腰段脊椎损伤,在完全性脊髓损伤中约有 1/3 可出现截瘫平面高于脊椎损伤平面的表现,根据 45 例具备此体征的手术探查中,发现脱位上方脊髓发生缺血坏死占 33.3%,脊髓横断 29.3%,严重挫裂伤 27.3%,脊髓液化囊肿与硬膜外血肿各 6%,说明脱位上方的脊髓损害严重,缺血坏死的原因可能系位于胸腰段的大髓动脉损伤所致,因其常供养下胸段脊髓。因此,出现截瘫平面高于脊椎损伤平面,表示脊髓遭受严重损伤,恢复之可能甚小,现在 MRI 检查可证明此种情况。②腰段神经根损伤,腰椎侧方脱位,可牵拉损伤神经根,当上位腰椎向右脱位时,则牵拉对侧即左侧的神经根,可以是同平面神经根,亦可为上位椎神经根,则截瘫平面高于脊椎损伤平面,神经根损伤较脊髓损伤恢复之机会为多,如有恢复则此体征消失。

(四)影像学检查

1.脊柱骨折的 X 线和 CT 检查

X 线检查为最基本的检查手段,正位应观察椎体有无变形,上下棘突间隙、椎弓根间距等有无改变;侧位应观察棘突间隙有无加大。测量:①椎体压缩程度;②脱位程度;③脊柱后弓角,正常胸椎后弓角不大于 10°,在颈椎及腰椎为生理前突。

根据 X 线片脱位程度间接来估价脊髓损伤程度。在胸椎,脊椎脱位达Ⅰ度以上,多为完全脊髓损伤,鲜有恢复;而在颈椎及腰椎,则 X 线片上严重程度与脊髓损伤程度可以不完全一致。

CT 检查可见有无椎板骨折下陷,关节突骨折,爆裂骨折骨折块突入椎管的程度,以该骨折块占据椎管前后径的比值算,占 1/3 以内者为Ⅰ度狭窄,1/2 者为Ⅱ度狭窄,大于 1/2 者为Ⅲ度狭窄。Ⅱ度、Ⅲ度狭窄多压迫脊髓。在急性期过后,为检查脊柱的稳定性,应摄前屈和后伸脊柱侧位片,如上下相邻椎体的前缘或后缘前后移位>3 mm,即为不稳定的征象。

2.伴有脊髓损伤的影像学检查

除上述脊柱骨折检查外,应行磁共振成像(MRI)检查。MRI 可清晰显示脊椎、椎间盘、黄韧带、椎管内出血及脊髓的改变。脊椎骨折脱位、脊髓损伤行 MRI 检查的意义有以下三个方面:

(1)显示压迫脊髓的因素及部位:常见的压迫因素有①爆裂骨折向后移位的骨折片或脱位椎下方的椎体后缘;②椎间盘突出。约有一半病例其压缩骨折椎的上位椎间盘向后突出压迫脊髓;③压缩骨折椎体的后上角突入椎管压迫脊髓。常系不全截瘫,解除压迫有助于恢复;④椎板下陷压迫脊髓,极少见到。

(2)显示椎管狭窄程度:在矢状位横扫,可见椎管狭窄程度亦即对脊髓压迫程度,特别是脊柱后弓角对脊髓的压迫,并显示出压迫的长度及范围,作为减压的指导。

(3)显示脊髓损伤改变

1)急性脊髓损伤的 MRI 表现有三型:A.出血型:脊髓成像中有较大的中心低信号区,表明灰质出血细胞内的去氧血红素。周围绕以高信号区,表示脊髓水肿;B.水肿型:脊髓伤区呈现一致高信号;C.混合型:表现为脊髓内混杂高低不匀信号。此三型中,水肿型损伤较轻,有较高的(60%以上)恢复率,而混合型的明显恢复在 38%,出血型恢复率最低,仅 20%。

2)陈旧性脊髓损伤:脊髓损伤晚期其组织学改变,在 MRI 的表现不同。脊髓中囊腔,MRI 亦显示囊腔;脊髓内坏死软化,胶质组织疏松,MRIT1 为低信号;脊髓内白质组织胶质化与软化灶混在者,MRI 为斑点不匀信号;脊髓缺血胶质化萎缩,MRI 表现为近正常稍高信号,但较正常脊髓为细。表 5-1 示一组 76 例陈旧脊髓损伤 MRI 表现与神经功能的关系。

表 5-1　陈旧脊髓损伤的 MRI 表现(T_1 加权成像)

截瘫	例数	受压正常信号	不匀	低信号增粗	很低信号	囊腔	萎缩
全瘫	40	—	1	19	4	大 3	长 13
不全瘫	36	16	11	6	—	小 2	短 1
合计	76	16	12	25	4	5	14

脊髓损伤 MRI 表现与治疗预后之关系:脊髓信号正常但受压迫者,于减压后可大部分恢复;脊髓信号不匀者,减压治疗可恢复 Frankel 1 级;低信号增粗,很低信号,脊髓萎缩变细者均无恢复;囊腔不论大小,治疗后亦无明显恢复。对脊髓损伤程度的判断及对预后的估价,以临床神经学与诱发电位及 MRI 检查三者结合,最有参考及指导意义。

美国急性脊髓损伤研究 3(NASCI3)在北美 10 个医疗中心治疗急性脊髓损伤(SCI)499例,其中 191 例在 72 小时内做了 MRI 检查,其结果与临床 SCI 损伤程度关系如表 5-2。

表 5-2　SCI 后 MRI 表现与脊髓损伤程度

例　数	MRI 出血型(%)	挫裂伤(%)	水肿型(%)
男 162	16.7	27.8	42.0
女 29	20.7	20.7	34.5
SCI 程度完全伤 75	26.7	33.3	46.7
不完全伤 87	13.8	23.1	41.4
无伤 29	3.4	20.7	24.1

上述统计虽然数量不小,但系多中心病例,根据我们的观察,MRI 表现有重要参考价值。

(五)电生理检查

1.体感诱发电位(somatosensor evokedpotential,SEP)检查

上肢检查正中、尺及桡神经,下肢检查股、胫后及腓总神经。根据 312 例行皮质感觉诱发电位(CEP)检查结果。179 例完全截瘫,CEP 未引出者占 97.8%,假阳性为 2.2%。133 例不全截瘫病例中,CEP 表现潜伏期延长或波幅降低者 96.25%,假阴性 3.75%,诊断较为准确。在颈脊髓损伤,C5 节段存在,正中神经 CEP 可引出;C6 节段存在,桡神经 CEP 可引出;C7 节存在,尺神经经 CEP 可引出。在颈髓伤及中央型损伤中,尺神经 CEP 受损最重。在胸腰段脊椎脊髓损伤,CEP 检查有重要意义,此段脊髓圆锥、腰骶神经根混合存在,股、胫、腓 3 根神经CEP 均引出.表明脊髓与神经根损伤均不完全,有恢复可能;三者 CEP 均引不出,表明脊髓及神经根均损伤严重且无恢复。股神经 CEP 可引出,胫、腓神经 CEP 引不出者,表明腰神经根不全损伤有恢复,而脊髓损伤无恢复。在急性脊髓损伤,伤后 12 小时以后引不出 CEP 者,表明为完全性脊髓损伤。癔症瘫痪的 CEP 均为阳性,CEP 检查有鉴别诊断及估价预后的意义。

2.运动诱发电位(motor evoked potential,MEP)

CEP 检查只代表脊髓的感觉通道有无传导功能,MEP 则系刺激大脑皮质通过脊髓运动通道(锥体束),在其支配之上肢肌或下肢的相应肌肉引起收缩,以肌电图形式检出。MEP 的引出表明脊髓运动通道功能存在。脊髓损伤时,感觉通道与运动传导束相同破坏者,CEP 可以代表;而二者不同损害者,则需分别检查 CEP 与 MEP 才代表整个脊髓功能情况。

Curt 和 Dietz 指出,正中神经和尺神经 SEP 正常者,90%手功能正常;正中神经 SEP 一半为病理性,尺神经 90%为病理性者,手有被动功能;而正中神经、尺神经 SEP 均消失者,手无功能。MEP 亦可预测手功能,外展小指肌 MEP 代表手内在肌,急性 SCI 测不出小指展肌和肱二头肌 MEP 者,手无功能或仅有被动功能。

下肢功能:胫后神经 SEP 消失者预后差,可引出者80%以上在1年内恢复下肢活动;80%不全截瘫可引出胫前肌病理性 MEP,伤后4天可引出胫前肌 MEP 者预后较好。

膀胱功能,男性检查阴茎 SEP,女性检查阴部 SEP,可引出 SEP 者,表示膀胱功能预后较好。

(六)脊髓损伤的治疗原则和非手术治疗

1.治疗原则

①尽早治疗:根据前述脊髓损伤的病理改变,治疗应是愈早愈好,伤后6小时内是黄金时期,24小时内为急性期;②整复骨折脱位,使脊髓减压并稳定脊柱:骨折块或脱位椎压迫脊髓,应尽早整复骨折脱位恢复椎管矢状径,则脊髓减压;存在椎体骨折块、椎体后上角或椎间盘突出压迫脊髓者,需行前方减压。稳定脊柱详见下述;③治疗脊髓损伤:Ⅲ级以下不全损伤,无须特殊治疗。完全损伤与Ⅰ、Ⅱ级不全瘫,由于脊髓伤后出血、水肿及许多继发伤改变,需要进行治疗,才能争取恢复机会;④预防及治疗并发症:包括呼吸系、泌尿系及压疮等并发症;⑤功能重建及康复:主要为截瘫手及上肢的功能重建和排尿功能重建。

2.药物治疗

大剂量甲泼尼龙注射治疗(megadose of methylprednisolone,MP),于伤后8小时内应用于完全脊髓损伤和较重不完全损伤,ASIA 已将 MP 列为 SCI 后的常规治疗,于患者到急诊室即开始应用,首次剂量30 mg/kg,15分钟静脉输入,间隔45分钟,然后5.4 mg/(kg·h)静脉滴注持续23小时。如在伤后3小时内应用,则24小时治疗即可,在伤后3~8小时治疗者,可再继续5.4 mg/(kg·h)24小时,共计治疗48小时,其作用主要是针对脊髓损伤后的继发损伤,如对抗氧自由基等。

另一作用于 SCI 后继发损伤的药物是神经节苷脂,商品为 GM-1,在急性期40~100 mg/d,连续20日。由于应用较晚,效果不及 MP。

3.牵引复位,详见下述

(七)各部位脊柱骨折的治疗

1.上颈椎损伤

(1)寰椎前后弓骨折(Jefferson 骨折):头顶受垂直暴力,枕骨髁向下撞击寰椎,致其薄弱处前后弓骨折,由于环形结构不缩小,多无脊髓损伤。患者头颈疼痛,可以有枕大神经(C2)刺激或损伤症状,通过 X 线轴位片及 CT 检查可明确诊断,治疗为头颈胸石膏或 Halo 架固定12周或者以上。

(2)寰枢脱位齿突骨折或无骨折:多由屈曲暴力引起,寰椎横韧带断裂齿突无骨折,寰椎向前脱位,常于齿突与寰椎后弓间压迫脊髓;在齿突骨折者,可随同寰椎一同向前移位,其压迫脊髓较前者为轻。齿突骨折分为尖部骨折、基底骨折及经椎体骨折,分别为Ⅰ、Ⅱ、Ⅲ型骨折,后者复位后易于愈合,而基底骨折由于齿突血供不丰富而愈合迟延或困难。患者头颈疼痛,不敢转动,摄开口正位和侧位 X 线片及 CT 检查可明确诊断。

处理:寰枢前脱位或齿突骨折寰枢前脱位压迫脊髓时,因严重者脊髓完全损伤多立即呼吸停止而死亡,故来院救治者多为不全四肢瘫。应用颅骨牵引或 Halo 架牵引治疗,将头后仰以使寰椎复位及齿突骨折复位,牵引3周后,摄 X 线片证实复位满意,神经症状缓解后,可换头颈胸石膏固定或 Halo 架固定 3 个月。或于复位后行前路经枢椎体寰椎侧块螺钉固定术。对齿突基底骨折不愈合者,应行寰枢后弓牵拉钢丝与枢椎行内固定并植骨融合,齿突骨折无脱位或复位满意后,亦可经颈椎前路用空心螺丝固定。

Osman 教授对 Ⅱ 型齿突骨折 32 例,用支具保守治疗,78.4%颈椎稳定,69.1%无痛。

3 周以上陈旧性寰枢关节脱位压迫脊髓者,仍可行颅骨牵引复位。对不能复位者,处理之选择有:①对单纯寰枢关节脱位,齿突压迫脊髓严重者(经 MRI 或脊髓造影证实),可经口行寰椎前弓与齿突切除(用气钻)及侧块与枢椎融合;对寰椎后弓压迫脊髓严重者,行寰椎后弓切除减压,枕 C_2、C_3 植骨融合术。②对齿突骨折寰枢关节脱位骨折已愈合者,主要由于寰椎后弓压迫脊髓,应行后弓切除枕颈融合。

(3)枢椎椎弓根骨折(traumatic spondylolisthesis of the axis):多由后伸压缩或分离暴力所引起,枢椎椎弓向后移位而椎体可向前滑移,多无脊髓损伤。但绞刑架损伤系由于持续暴力致脊髓损伤立即呼吸停止而死亡,X 线片可见枢椎弓根处发生骨折。处理为石膏固定或 Halo 固定架 12 周,对椎体移位大者牵引复位;对椎弓根不愈合者,行后路 $C_{1\sim3}$ 植骨融合或椎弓根螺钉固定。

(4)枢椎侧块骨折:多由垂直暴力引起,骨折块向外移位,开口正位 X 线片可见侧块与齿突间距加大,一般无神经症状,行石膏固定治疗。

2.下颈椎损伤

发生于 $C_{3\sim7}$ 椎节。

(1)压缩骨折:多无神经症状,应后伸复位并石膏固定 8~10 周。

(2)爆裂骨折:对伴有脊髓损伤者,行前路减压,于爆裂骨折的上及下位椎间盘各行环锯减压后,取出骨折椎体向后移位的骨块,行上下三椎间植骨融合;对不伴脊髓损伤者,用石膏或 Halo 架固定 8 周。

(3)骨折脱位:单侧脱位,面转向无脱位侧,X 线片椎体前脱位不超过椎体矢径的 25%,而双侧脱位可超过 25%,CT 显示可助诊断。对单侧脱位,可行手法复位,双手牵下颌控制头颅,牵引向脱位反向旋转,而后伸展复位,经 X 线片证实后,石膏固定。对双侧脱位之 Ⅰ 度、Ⅱ 度者颅骨牵引,先垂直牵引,而后向后伸复位。对关节突起交锁者,如合并脊髓损伤,宜选择手术复位;如用牵引复位,必须定时行 X 线检查,一旦牵开,立即后伸复位,减轻牵引重量,因持续牵引可加重脊髓损伤。对脱位者由于后方韧带断裂,复位愈合后,可发生不稳定,对此应行后路钢丝固定或侧块螺钉固定及植骨融合。

3.胸椎损伤

T_{10} 以上胸椎有胸廓保护,除非剧烈暴力,不发生严重脱位,但由于胸廓的存在,复位亦很困难。对 1/2 以内压缩骨折或爆裂骨折,未合并脊髓损伤者,可卧床 8 周或用石膏背心 8 周;对伴有脊髓损伤者应减压;对骨折脱位,可行过伸复位或手术复位。由于有胸廓保护,胸椎骨折脱位愈合后,一般均较稳定,可不行内固定及融合。

4.胸腰段损伤

$T_{11}\sim L_1$ 骨折,此段为脊柱骨折发生率最高之部位。

(1)压缩骨折:较严重的压缩骨折,脊柱后弓增加,骨折椎及上位椎的棘突较突出。Ⅲ 度压缩常有其与上位椎棘间韧带断裂,触诊此间隙加大且压痛,甚者伴有背伸肌损伤,则该处肿胀压痛。压缩椎体的后上角受压而突入椎管压迫脊髓。X线片测量包括:椎体压缩程度,脊椎后弓角及后上角突入椎管之程度。

处理:过伸复位。对Ⅰ度、Ⅱ度损伤,行快速复位。患者仰卧,于胸腰段置横带向上在床牵引架上悬吊,固定股部于床面,悬吊至肩部离床,吊半小时,摄侧位X线片,复位后,打过伸胸腰石膏背心。此种处理常可加重胸腰段骨折致肠蠕动抑制腹胀;优点是复位较好,可达80%,石膏固定背伸肌锻炼2个月后带支具起床活动1个月。

对Ⅲ度骨折或Ⅱ度伴有棘间韧带断裂之骨折,为防止以后不稳定,可于局部麻醉下后正中入路,过伸复位固定,并植骨融合不稳定之间隙。后伸的标准为椎体前缘张开达80%,脊椎后弓角消失,固定可选用AF钉、RF钉等椎弓根钉设计。

(2)爆裂骨折:X线片正位可见椎弓根间隙加宽,椎体横径可加宽,侧位断层可见爆裂骨折,CT片可见骨折移位情况。对未合并脊髓损伤者,卧床8周,或石膏背心固定8周;对伴有脊髓损伤者,见后述处理。

(3)Chance骨折:卧床8周或石膏固定8周。

(4)骨折脱位:不论脱位程度,凡骨折脱位者均为不稳定骨折,体征可见棘突间隙加大、压痛,甚者背伸肌损伤。X线片应测量后弓角、椎体移位及压缩程度,骨折脱位大多合并脊髓损伤。

处理:对未合并脊髓损伤者,治疗原则为复位及固定。Ⅰ度、Ⅱ度脱位可于局部麻醉下俯卧过伸复位,然后过伸位石膏固定。后期观察如有不稳定者行植骨融合,亦可选择切开复位,内固定并植骨融合。

对合并脊髓损伤者处理见后述。

5.腰段损伤

(1)对爆裂骨折、压缩骨折、Chance骨折、骨折脱位之处理原则同胸腰段骨折。所以区分为$L_{2\sim5}$段者,系因此段为马尾损伤,故未将L2骨折归类于胸腰段中。腰段不稳骨折,应手术内固定并植骨融合。

(2)横突骨折:有的可合并有神经根牵拉损伤,根据该神经根支配的感觉区及肌肉运动可以诊断,多行保守处理,卧床休息数周。横突骨折移位小者骨折可以愈合,移位大者多不愈合,腰痛症状缓解后起床活动,需4~6周。

(3)峡部骨折:急性骨折,斜位X线片可以帮助确定诊断,治疗为卧床休息或石膏固定8~10周,可愈合。或用螺钉固定骨折峡部。

(八)脊髓损伤的治疗

1.骨折脱位的复位要求

在伴有脊髓损伤的骨折脱位,其复位要求较单纯骨折者更为严格,因骨折脱位时对脊髓构成压迫者是脱位脊椎或骨折椎致椎管矢径减小,只有完全复位恢复了椎管的矢径,才能完全解除对脊髓的压迫,为其功能恢复创造条件,在整复胸椎或腰椎骨折或骨折脱位,应达到以下三项标准:①脱位完全复位;②压缩骨折椎体前缘张开达正常之80%;③脊柱后弓角恢复正常,即胸椎不大于10°,胸腰段为0°~5°,而腰椎需恢复生理前突,颈椎亦需恢复生理前突。如在手术中达到:①脱位的棘突间隙,恢复到与上下者相同;②上下 3 个椎板在同一平面;③关节突关节完全重合,则基本达到上述三项标准。整复方法主要是依靠手术台调整。以人牵拉躯干与下肢达不到过伸;依靠术中固定器械,能做一定的调整;最主要且有效的方法是手术台过伸,使脊柱过伸,过伸 30°可使脱位完全复位,过伸 45°,才使椎体张开 80％及后弓角消失,颈椎应使头向后仰。

2.脊柱骨折脱位复位后

一般应采用内固定,恢复脊柱的稳定性,预防骨折再脱位给脊髓造成二次损伤,也有利于截瘫患者早期康复活动。

(1)内固定的选择:在 20 世纪 80 年代,对脊柱骨折脱位的后方固定多选用 Harrington 棒或 Lugue 杆固定,一般固定骨折椎的上与下各 3 个节段脊椎共 7 节段脊椎。虽然从生物力学角度,长节段固定的力学性质较好,但对脊髓损伤患者,此手术创伤较大。以后则设计出椎弓根螺钉及连接杆的短节段固定,其类型有 Dick 钉、Steffee 钉,90 年代后又有 RF 钉、AF 钉以及更好的 SDRH 钉等,后两者有部分复位作用,由于固定椎弓根及椎体达到三柱固定,较为合理。固定 3 节,最少 2 节。对单纯脱位,仅固定脱位间隙的上下椎节;对骨折脱位特别是爆裂骨折,椎体已骨折,需固定上下各 1 椎即 3 个椎节。椎弓根的进入点以横突中线上关节突外缘交界处为宜、向内倾斜约 5°～15°,与椎体上缘平行,最好在 C 形臂可移动电视 X 线机监视下施行。

内固定要求:对爆裂骨折,应用分离固定,对分离压缩伤应加压固定。

(2)脊柱前固定:爆裂骨折行前方减压者,可行前固定,主要有钛制的 Morscher 带锁钢板、梯形钢板,用于颈椎前路固定;Z 形钛钢板等用于胸椎、腰椎固定。带着这种内固定仍可行 MRI 检查。

(3)脊柱融合:颈椎骨折脱位,T_{11}～L_5 骨折脱位,在行内固定后,应行植骨融合脱位间隙。虽然有人主张多节融合,但多数患者并不需要,而仅需融合脱位间隙。在未行椎板切除者,融合椎板与关节突;已行椎板切除者,融合关节突与横突。对爆裂骨折可仅固定不融合。

3.脊髓减压

减压的适应证:脊柱骨折或骨折脱位于复位恢复椎管矢状径后,脊髓即已减压,但下述情况需要减压:①爆裂骨折,后纵韧带断裂,骨折块突入椎管;②压缩骨折,椎体后上角突入椎管;③椎间盘突出;④椎板骨折下陷压迫脊髓;⑤无骨折脱位,颈脊髓损伤伴颈椎管狭窄者。

具有上述压迫脊髓者,应行减压。

减压方式的选择:常用的减压方式有三种。

(1)颈椎前路减压(anterior decompression and fusion of corvical spine):适于 C_3～T_1 段损伤,椎体骨折块或椎间盘突出压迫脊髓者。行颈椎前入路、环锯减压并植骨融合,亦可加用前路钢板固定增加稳定性。

(2)后正中入路行椎板切除,经过关节突内侧椎弓根行脊髓前方减压,称经椎弓根前减压术(perpedicle anterior decompression):适用于胸椎、腰椎及胸腰段的爆裂骨折、椎间盘突出及椎体后上角压迫脊髓者。此手术的优点是创伤较小,可探查脊髓及神经根,并做后方固定及融合;缺点是不能直视下减压,需要有经验,有时减压不彻底。

（3）侧前方入路前方减压术（anterior decompression through antero-lateral approach）：在胸椎需剖胸经胸膜腔或剖胸胸膜外显露或肋横突切除术显露；在胸腰段需切开膈肌、胸腹膜外显露；在腰椎需侧腹切口，腹膜后显露。手术创伤较大，优点是直视下行脊髓前方减压及椎体间植骨融合，缺点是不能探查脊髓，取出内固定时手术亦较大。

此两者的选择因素：在胸椎损伤，特别是上胸椎脊髓损伤，本身亦易发生胸部并发症，再用剖胸显露，术后发生并发症机会增多。胸椎本身较稳定，用经椎弓根前减压，一般均能达到目的。在腰椎损伤，其椎管较宽大，又是马尾损伤，经关节突内侧椎弓根前减压，视野较清楚，不需要选择腹膜后显露。只有胸腰段损伤，才可选用侧前方显露前方减压术。根据笔者经验选择前路或后路。

前减压的范围：根据术前 CT 或 MRI 检查，不同损伤其减压范围有所不同：①对颈椎椎间盘突出，减压该椎间隙；②对爆裂骨折，减压达该椎体上下缘；③对椎体后上角突入椎管，多伴有椎间盘突出，少数病例还可伴有上位椎体下缘小骨折，亦向椎管突出，对此应将骨折椎上 4/5、上位椎间盘及上位椎体下缘切除减压。

除上下范围外，还有左右范围，从一侧前减压时，对侧有减压不足之可能，此时应从对侧将椎体后缘切断，使之塌陷减压。

（4）椎板切除减压（Laminectomy）：适于椎板骨折下陷压迫脊髓者。扩大半椎板减压适于颈椎管狭窄者。

于脊髓减压的同时，可以考虑局部冷疗，其适应证是局部硬膜内肿胀明显，轻触硬膜张力很高，且在伤后 24 小时之内，至晚 48 小时内，可先行硬膜外冷疗，方法是以 0～10℃生理盐水局部灌洗，最好置以进管与出管，灌洗 20～30 分钟，则肿胀消退，其目的是减轻水肿及继续出血，冷疗需维持 12～24 小时为佳，如仅维持 3 小时，则停止冷疗后，肿胀复发，有可能影响脊髓功能恢复，故于关闭切口后，留置进出管，继续冷疗至 12～24 小时。

4.有关脊髓损伤类型的治疗

（1）中央脊髓损伤，视 MRI 脊髓有无受压迫而定，对椎管矢径不狭窄，脊髓无受压迫者，应颈部外固定，用 MP，而有椎管狭窄者，行后路扩大半椎板切除减压，由前方椎间盘突出压迫者，行前路减压与固定。

（2）无骨折脱位脊髓损伤，有椎管狭窄者行扩大半椎板切除减压。

（3）前脊髓损伤由椎间盘突出压迫或爆裂骨折压迫者，行前路减压。

5.马尾损伤的修复马尾断裂

马尾神经虽无外膜，但其纤维已是周围神经，临床及实验研究证实，马尾修复后可以再生使截瘫恢复。因此，凡神经学及影像学检查疑为马尾断裂者，应手术探查予以修复。

（1）修复时机：伤后愈早愈好，7～10 天内均可进行，过迟则恐马尾断裂处粘连一起，修复困难。

（2）马尾断裂修复的方法：在 L₃ 椎间盘以上，马尾的排列呈圆形，以终丝为中心，前半为运动根，后半为感觉根数量众多，为 64～72 根，可以集群对合修复之；采用纤维素胶黏合或将后根较粗纤维，显微镜下缝合数根，以保持对合。在 L₃ 椎间盘以下，由于马尾神经纤维数量减少而分散开，需分别缝合。在每个神经根，由前后根纤维组成，前根较粗为一根、在前内侧，后根较细为多根在后外侧,以纤维素胶黏合修复前根及 $S_{1\sim3}$ 神经。腰神经后根恢复较难。

6.陈旧性脊髓损伤的治疗

由于一些病例错过初期治疗之机会或初期治疗不够满意,因而在损伤后期仍需治疗。

(1)陈旧脊髓损伤病例存在之问题:①椎体压缩骨折,椎体后上角突入椎管或伴有椎间盘突出,向后压迫脊髓;②骨折脱位未能完全复位,下位椎体上缘压迫向前移位的脊髓;③爆裂骨折的骨折块突入椎管压迫脊髓;④脊椎骨折存在不稳定,压迫脊髓;⑤严重骨折脱位未复位,呈后弓角加大驼背畸形,压迫脊髓者。

术前应行脊髓造影或 MRI 检查,明确压迫脊髓的部位及上下范围。

(2)手术适应证:主要适用于不全截瘫,各节段有所不同。

1)颈椎:不全截瘫者为明确适应证。对于全截瘫存在脊髓压迫者,如果同序数节段的神经根未恢复,例如 C_5、C_6 骨折脱位、C_5 神经根未恢复,且 MRI 示 C_5 以上脊髓信号正常者,则减压后 C_6 甚至 C_6 神经根可能恢复,有利于手功能重建。

2)胸椎:仅适于不全瘫。对于全瘫,即使减压术后有一神经根恢复,对功能亦无济于事,手术无多大效果。

3)胸腰段:不全截瘫特别是感觉恢复好于运动恢复者,是明确适应证。对全截瘫,如损伤平面以上 MRI 脊髓信号正常,由于腰椎神经根与腰骶脊髓混合存在,脊髓损伤不能恢复,神经根受压解除压迫后,有可能恢复,特别是 $L_{2\sim4}$ 神经根恢复,可使股四头肌、股内收肌恢复,有助于患者站立及步行。

4)腰椎:为马尾损伤,不全瘫存在压迫者,手术减压效果较好;即便是全瘫,如影像学检查马尾非断裂伤存在压迫者,亦应予以减压,有可能部分恢复。

5)严重驼背畸形:主要发生于胸腰段,常伴有神经根牵拉痛,多为全瘫。在中青年患者,带来的困难是不能仰卧,坐姿时上身前倾,需用手扶持股部才能维持,因而要求矫正。手术之目的是脊柱脱位复位,矫正驼背、缓解牵拉神经痛,以利于康复及提高生活质量。

(3)手术选择:

1)颈椎。应选择前减压,除椎间盘突出可行环锯减压外,对椎体减压应行包括椎体及其上下椎间盘的长窗式减压,才较彻底。

2)胸椎。选择经关节突起内侧及椎弓根的前方减压术。

3)胸腰段。对已行椎板切除者,或有后方内固定者,应选择后正中入路经关节突内侧及椎弓根行前减压。对于未接受过手术者,可根据患者情况,如尚有椎间不稳定者,可行前外侧入路前方减压,并同时椎体间植骨融合。

4)腰椎。一般可行后正中入路经关节突内侧行前减压术,并可探查马尾。

5)胸腰椎严重驼背畸形。可选择后正中入路,次全脊椎切除或楔形椎体切除,整复脱位,矫正驼背畸形并前方减压及后方椎弓根螺钉内固定、脊柱融合术,不全截瘫可望进一步恢复,神经根牵拉痛大多可缓解。

第二节　颈 椎 创 伤

一、概述

（1）美国每年报道有 5 万例颈椎或颈髓损伤，大多数颈椎或颈髓损伤患者为 15～24 岁男性。

（2）损伤机制：最常见的原因是机动车事故（40%～56%），其他原因有高处坠落伤（20%～30%）、枪伤（12%～21%）、运动创伤（6%～13%）。

（3）中段颈椎（C_4～C_6）是最容易受伤的节段。

二、患者评估

（1）详细了解病史，包括受伤机制，并注意发现有无其他合并伤。

（2）在受伤现场就要及早发现有无颈椎损伤，患者佩戴颈围，使用脊柱搬运板搬运患者，迅速转运至急诊科，由专门的创伤复苏小组评估气道是否畅通，以及呼吸、循环情况，拍摄全脊柱的正、侧位片。

（3）药物治疗：急性脊髓损伤可使用大剂量甲泼尼龙治疗，开始时按 30 mg/kg 给药，使用时间 15 min，然后按 5.4 mg/kg 静脉滴注给药，使用时间如下：

1）距离受伤＜3 h——持续 24 h。

2）距离受伤 3～8 h——持续 48 h。

3）距离受伤超过 8 h——不使用该方法治疗。

最近有报道质疑其疗效，例如加拿大脊柱协会不再推荐该方法的使用。

三、上颈椎损伤

（一）枕骨髁骨折

该损伤极少见，1/3 为寰枕关节脱位的合并伤，其诊断往往通过头颅 CT 扫描无意发现，可能会合并有韧带损伤、颅内血肿及神经功能受损。

治疗：一般使用坚强的支具或 Halovest 架外固定 3 个月，3 个月后拍摄屈曲—后伸动力位片，如果仍不稳定则行枕颈融合术。

（二）寰枕脱位

寰枕脱位不稳定，往往为致命伤，幸存者经常会遗留严重的神经功能障碍，受伤机制为头部遭受强大的扭转或屈伸暴力，所有的韧带结构完全断裂。

影像学诊断：根据 Harris 线判断。

治疗：闭合复位，行枕颈融合术。

（三）C_1～C_2 半脱位

1.小孩较成人更常见

2.常见主诉

颈痛、伴有明显的斜颈畸形，枕下区疼痛，颈椎旋转受限，可能合并有齿状突或寰椎骨折。

3.寰椎横韧带断裂的判断

(1)寰齿前间隙为 3～5 mm 表明横韧带断裂。

(2)7～8 mm 表明韧带结构完全断裂。

(3)超过 10 mm 会造成脊髓受压。

4.治疗

如果不稳定范围在 3～5 mm,使用 Halo 架或坚强的支具外固定 2～3 个月,如果不稳定超过 5 mm,则行 C_1～C_2 融合术。

5.寰枢椎旋转固定

头偏向固定的一侧,但下颌以及 C_2 棘突指向另一侧。

(四)寰椎骨折

(1)轴向暴力造成寰椎环破坏,由于该处椎管较宽,神经损伤很少见。可能合并有脑神经损伤。

(2)行张口位齿状突正位片检查,注意 C_1、C_2 侧块的位置关系,如果两侧侧块移位共计超过 6.9 mm 提示横韧带断裂。可先行 Halo 架外固定 2～3 个月以使寰椎骨折愈合,骨折愈合后如果发现寰齿前间隙超过 5 mm,应再行 C_1～C_2 融合术。

(3)治疗:如无移位,使用颈椎支具外固定 3 个月;如存在移位或延迟愈合,则使用 Halo 架外固定 3 个月;骨折不愈合则行后路 C_1～C_2 融合术。

(五)齿状突骨折

1.Ⅰ型

尖部撕脱骨折,少见。骨折稳定,使用颈围保护即可。

2.Ⅱ型

齿状突基底部骨折,向前移位(屈曲损伤)较向后移位(后伸损伤)更为常见。

(1)不愈合率为 20%～80%,危险因素有:①年龄>50 岁;②移位超过 4 mm;③向后成角。

(2)治疗:①Halo 架牵引复位,如果复位可以接受,Halo 架外固定 12 周,后改用颈围固定 6 周;②C_1～C_2 融合的指征:延迟愈合或不愈合、Halo 架外固定治疗出现再次移位、骨折不愈合的风险很高(移位>4 mm、老年患者);③齿状突骨折合并 C_1 环骨折的治疗选择:进行后路 C_1～C_2 螺钉固定或前方齿状突螺钉固定;或先使用 Halo 架外固定使 C_1 愈合,如果 C_2 不愈合则进一步行 C_1～C_2 融合术。

3.Ⅲ型

经椎体骨折,骨折无移位可使用颈围或 Halo 架外固定,如存在移位则使用 Halo 架外固定 3 个月。

(六)创伤性枢椎滑脱(Hangman 骨折)

1.损伤机制

急性过伸损伤。

2.分型:

Ⅰ型:移位<3 mm。

Ⅱ型:移位明显(>3 mm),且成角>11°。

ⅡA 型:移位较小(<3 mm),但成角>11°。

Ⅲ型:合并有 C_2~C_3 关节突关节脱位。

3.治疗

Ⅰ型:佩戴 Halo 架 12 周。

Ⅱ型:颈椎牵引复位并促进骨痂形成,佩戴 Halo 架 10~12 周。

ⅡA 型:后伸复位,然后使用 Halo 架外固定。

Ⅲ型及晚期不稳定/骨不连:前路 C_2~C_3 融合术,或后方螺钉内固定(C_2~C_3 侧块钢板)。

(七)下颈椎损伤

使用 Allen-Ferguson 下颈椎分型,该分型基于损伤机制,有助于对损伤生物力学的理解,详见表 5-3。

表 5-3　下颈椎骨折分型(Allen-Ferguson)

类 型	表 现
屈曲-压缩型	前柱受压破坏;后柱被牵张
垂直压缩型	爆裂骨折
屈曲-牵张型	关节突关节脱位
后伸-压缩型	后柱压缩;前柱牵张
侧方屈曲型	不常见
后伸-牵张型	椎间隙变宽和(或)上位颈椎向后滑脱

四、各种损伤的治疗

(一)单侧或双侧关节突关节脱位

(1)尽早进行颈椎牵引、获得复位,此后行融合术。

(2)如果患者清醒、配合较好,尝试复位后可行 IRI 检查。

(3)如果患者不太清醒或醉酒,在进行复位前应行 IRI 检查排除有无合并颈椎间盘突出。

(二)关节突关节脱位合并颈椎间盘突出

(1)闭合复位很危险,可能会使神经功能受损进一步加重。

(2)第一步先行前路颈椎间盘切除及融合术,再行后路手术。颈椎最终的融合固定方式可为前路植骨、前路钢板内固定,也可行前路植骨、后路内固定。

(3)如果关节突关节骨折引起神经根损伤,需要后路手术清除移位致压的骨折碎片。

(三)C_3~C_7 椎体骨折

1.楔形压缩性骨折

(1)如果后方结构完整,用颈围外固定 6 周。

(2)如果压缩明显或后方结构不完整,用 Halo 架外固定。

(3)如果有严重后凸成角或晚期不稳定,则需行后路融合术。

2.泪滴样骨折

(1)由于存在明显的骨破坏及前方韧带复合结构断裂,因此该骨折通常不稳定。

（2）后方韧带往往也同时有破坏。

（3）治疗：后路融合。

3.棘突骨折（Clay-Shoveler 骨折）

（1）稳定的屈曲损伤，为撕脱骨折。

（2）治疗：颈围外固定即可。

4.软组织损伤

（1）后伸——加速"挥鞭"样损伤

1）累及前纵韧带、前方肌肉和椎间盘。

2）症状：颈痛，头、肩、上臂牵涉痛，吞咽困难，眼部症状、头晕和颞下颌关节不适。

3）治疗：急性期颈支具外固定，如果晚期颈椎病症状明显需要手术治疗。

（2）屈曲——减速损伤

1）会引起肌肉扭伤和耳大神经牵拉伤，棘间韧带、关节囊撕裂，后纵韧带和椎间盘后部损伤。

2）治疗：首先非手术治疗，如果 White 评分为不稳定且有症状，则行后路钢丝固定和融合。

第三节　胸椎退行性疾病

一、概述

（1）胸部疼痛病因很多，病因见表 5-4。发生率约为 15%，发病年龄大多为 40～60 岁。临床可表现为神经根性症状，也可为脊髓压迫症状。由于胸椎管相对较小，脊髓的轻度受压也会有明显的症状表现。神经根性疼痛往往会有相近肋骨的放散痛。

表 5-4　胸痛的鉴别诊断

分　类	病　因
心血管	心绞痛
	心肌梗死
	二尖瓣脱垂
	心包炎
	主动脉瘤
肺	肺炎
	肺癌
	胸膜炎
	肺栓塞
	胸腔积液

分　类	病　因
纵隔	食管炎
	肿瘤
腹腔	肝炎
	腹腔脓肿
	胆囊炎
胃肠道	消化道溃疡
	食管裂孔疝
	胰腺炎
腹膜后	肾盂肾炎
	肾结石
	动脉瘤
神经病变	脊髓内囊肿/肿瘤
	脱髓鞘病变
	横贯性脊髓炎
感染	骨髓炎
	椎间盘炎
	硬膜外脓肿
	结核
创伤	脊柱压缩性骨折
	肋骨骨折
肿瘤	转移瘤
	多发性骨髓瘤
	硬膜内肿瘤
代谢性疾病	骨质疏松
	骨软化症
	Paget 病
其他	带状疱疹
	风湿炎症性疾病
	风湿性多肌痛

(2)辅助检查

1)MRI 是最有用的检查方法,能显示椎间盘蜕变、突出及椎管受压的程度,但有一定的假阳性率。另外,MRI 检查有助于排除脊柱感染和肿瘤的诊断。

2)脊髓造影/CT 脊髓造影:可更准确地显示椎管受压情况。

(3)胸椎管狭窄症,其病因包括:

1)后纵韧带骨化:常见于亚洲人群。

2)黄韧带骨化:会导致脊髓后方受压,需进行后路胸椎管减压术。

3)胸椎骨关节病(spondylosis)。

二、胸椎间盘疾病的治疗

(一)非手术治疗

如患者无脊髓受压症状,至少要先进行非手术治疗 6 个月。可以口服非甾体类抗炎药、运动锻炼、肌肉锻炼和心血管功能锻炼、根据需要进行理疗。

(二)手术治疗

1.适应证

(1)胸椎椎间盘突出伴脊髓受压。

(2)对仅有神经根,性疼痛,但无脊髓受压症状的患者,至少先非手术治疗 6 个月,疗效不佳方考虑手术。

2.手术技术

(1)单行后路胸椎板切除减压术不恰当。

(2)经肋-横突切除入路可用于治疗后外侧胸椎间盘突出。

(3)大多数病例需行前路手术,伴或不伴融合术。下述情况建议进行融合手术:背痛明显、脊柱不稳、椎间盘或骨切除减压后发现有医源性脊柱不稳、存在后凸畸形。

(4)对存在后凸畸形的病例可进行前路内固定。

(5)胸腔镜下胸椎间盘摘除术可以减低手术并发症发生率,但对医生手术技术要求很高,学习曲线陡峭。

第四节　腰椎管狭窄症

一、概述

(1)一般 50 岁后常见,男性多于女性,常与椎间盘蜕变有关。

(2)定义:椎管、侧隐窝、椎间孔狭窄引起神经结构受压,并引起神经源性跛行或神经根性症状,分别称为中央椎管狭窄、侧隐窝狭窄及椎间孔狭窄。

(3)需注意:只有在具有临床症状的前提下,影像学上的腰椎管蜕变性狭窄才有意义。

二、分型

1.先天性

通常为发育性,主要为中央型椎管狭窄。

(1)特发性。

(2)侏儒症(软骨发育不全)。

2.获得性

(1)蜕变性狭窄。

1)中央型椎管狭窄:下关节突关节、黄韧带肥大,椎间盘膨出引起中央椎管狭窄。

2)侧隐窝狭窄:上关节突关节和黄韧带增厚肥大,主要引起侧隐窝狭窄。

3)椎间孔狭窄:椎间孔变窄。

(2)退行性滑脱:$L_4 \sim L_5$ 节段多见,L_5 神经根被 L_4 的下关节突及 L_5 椎体后缘所卡压。

(3)综合性:退行性、先天性椎管狭窄情况下再出现腰椎间盘突出。

(4)医源性:椎板切除术后、脊柱融合术后、椎间盘手术后。

(5)脊柱创伤后椎管狭窄。

(6)其他原因,如 Paget 病、氟中毒。

三、发病机制

(1)某些形态的椎管容易发生椎管狭窄,腰椎管约有三种形态:圆形、卵圆形、三叶形(15%),其中三叶形椎管好似拿破仑帽样,容易出现侧隐窝狭窄。

(2)椎间盘蜕变是重要的发病基础:椎间盘老化或蜕变,其内胶原含量、蛋白多糖和含水量改变。

(3)关节突关节亦受累:椎间盘蜕变后即会出现,发生关节软骨破坏、关节突关节肥大、骨赘形成及半脱位。

(4)脊柱为三关节复合体结构,在蜕变发展过程中,后方的两个关节突关节及前方的椎间盘均发生病理改变。

1)反复的旋转和压应力会引起三关节复合体的退行性变。

2)椎间盘会出现环状或辐射状的撕裂,并伴有高度丧失。

3)后方关节突关节将出现滑膜炎症、软骨破坏、骨赘形成,将引起关节囊松弛、黄韧带肥大或膨出以及关节失稳或半脱位。

4)三关节蜕变还引起脊柱节段不稳,可出现:脊柱退行性向前滑脱、向后滑移、退行性脊柱侧凸以及旋转半脱位,进一步加重病情进展。

(5)L_4 或 L_5 神经根最常受累。主要因为下腰椎所受压力及剪切力更大,椎间盘蜕变常发生在 $L_4 \sim L_5$ 和 $L_5 \sim S_1$ 节段,同时下腰椎椎弓根的下缘为凸面、而上腰椎为凹面,因此 L_4、L_5 神经根最易受累。

四、神经受压的解剖基础

中央椎管内有马尾和硬膜囊,侧隐窝内有上位神经根,椎间孔内有背根神经节(椎间孔)、椎间孔外有脊神经。

(一)马尾最常于椎间盘水平在中央椎管内受到前后方向上压迫

(1)前方致压因素为膨出的椎间盘。

(2)后方致压因素为黄韧带及关节突关节。

(二)神经根的压迫可能发生在多个解剖部位

1.入口区受压

(1)后外侧椎间盘突出压迫神经根。

（2）上关节突肥大压迫神经根。

2.中间区受压

峡部裂情况下，椎弓峡部增生的骨赘压迫神经根。

3.出口区（椎间孔）受压（图 5-1）

解剖毗邻关系：前方为椎体、椎间盘，上方、下方为椎弓根，后方为椎板峡部、黄韧带及上关节突尖部。

（1）极外侧型椎间盘突出将压迫椎间孔内的神经根。

（2）上关节突关节半脱位可能会将神经顶挤至椎弓根、椎体或膨出纤维环上引起压迫。

4.椎间孔外受压

（1）可见于极外侧型，或椎间孔外椎间盘突出症。

（2）远外侧卡压综合征（Far-outsyndrome）：腰椎滑脱时，L_5 的横突和骶骨翼引起 L_5 神经根的卡压。

（3）横突的横行骨折或植骨块进入横突前方，可能引起脊神经受压。

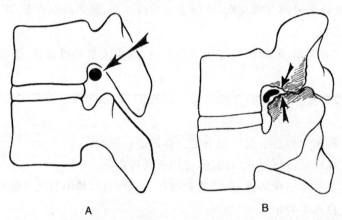

图 5-1 A.图示神经根在椎间孔内所处的位置；B.关节突关节肥大
及上关节突关节骨赘增生会引起椎间孔狭窄、神经根受压

五、腰椎管狭窄的影像诊断标准

1.中央椎管狭窄

绝对狭窄：腰椎管中央矢状径<10 mm，相对狭窄：10~13.5 mm。

2.侧隐窝狭窄

矢状径<3~4 mm。

3.椎间孔狭窄

（1）椎间孔高度<15 mm。

（2）椎间盘后部高度<3 mm（神经根受压的可能性为 80%）。

六、神经根损伤的病理生理机制

（1）机械压迫和炎症反应共同作用。单纯机械压迫不会引起疼痛，疼痛症状主要因炎症反应引起，炎症介质主要有磷脂酶 A_2、神经肽等。

（2）脊柱动态不稳。脊柱不稳引起椎管和椎间孔内神经组织反复损伤。

(3)神经的静脉瘀血。

(4)神经的动脉缺血。

(5)神经营养缺乏。脑脊液流动异常、梗阻引起神经营养缺乏。

(6)马尾神经受能承受压力的临界值。硬膜囊缩窄25%没有影响,但硬膜囊缩窄≥50%将出现运动障碍、体感诱发电位完全消失。

七、临床症状

(一)疼痛

(1)疼痛症状多种多样。

1)可表现为单根神经根症状。

2)也可表现为双腿神经源性跛行。

3)也可表现为不典型的腿痛。

4)也可表现为马尾综合征。

(2)疼痛一般位于腰部、臀部以及下肢。

(3)站立及行走时疼痛加重。

(4)休息、弯腰及坐下时疼痛缓解。

(5)患者的病史对腰椎管狭窄症的诊断最为关键。

(二)50%患者中有跛行症状

(1)必须排除血管源性跛行(表5-5)。

(2)血管源性跛行的特点。

1)血管源性跛行其症状休息后缓解更为迅速。

2)弯腰动作血管源性跛行的症状不会减轻;骑车和爬山时由于腰椎处于屈曲状态,是不会发生神经源性跛行的。

3)但需要注意的是,有时血管性和神经源性跛行可能会同时并存。

表 5-5　血管源性跛行和神经源性跛行的比较

表现	血管源性	神经源性
出现跛行之前的正常行走距离	比较固定	每次变化不一
活动停止后症状缓解时间	迅速缓解	缓解较慢
疼痛缓解姿势	站立位休息即能缓解	需弯腰或坐下
爬坡	会出现疼痛	不发生疼痛
骑自行车	会出现疼痛	不发生疼痛
疼痛部位及放射	疼痛从肢体远端向近端发展	从近向远
肌肉萎缩	极少出现	有时会出现
腰背痛	不常见	常见
皮肤表现	可出现皮肤毛发脱落	正常

(三)体格检查

(1)客观体征往往缺乏。

(2)坐骨神经紧张的体征常为阴性。

(3)神经功能障碍可能存在也可能没有。

(4)最重要的体征是腰痛及腰椎活动度降低。

(5)应常规进行腹部及血管情况的彻底检查。

(四)辅助检查方法

1.X 线片

(1)可发现椎间隙狭窄或椎间盘蜕变表现。

(2)终板骨赘生成和硬化。

(3)关节突关节肥大或骨赘形成。

(4)骨性椎管或椎间孔狭窄。

(5)腰椎前凸减小或消失。

2.CT 扫描

有助于椎管、特别是侧隐窝和椎间孔的观察;脊髓造影检查有时会因椎管狭窄、造影剂显影阻断,阻断部位下方的部位无法显影观察,而 CT 检查亦能清楚观察到。

3.MRI 检查

(1)是检查腰椎管狭窄最好的方法。

(2)对软组织的观察非常清楚,但对骨组织的观察不及 CT。

八、鉴别诊断

(1)创伤(软组织扭伤、拉伤、脊柱压缩性骨折)。

(2)感染(脊椎骨髓炎)。

(3)风湿性炎性疾病。

(4)先天性疾病(软骨发育不全)。

(5)代谢性疾病(骨质疏松、Paget 病)。

(6)其他退行性疾病(腰椎间盘突出症、腰关节突关节综合征)。

(7)肿瘤(脊髓内肿瘤、骨肿瘤以及转移瘤)。

(8)神经疾病(周围神经疾病)。

(9)循环系统疾病(腹主动脉瘤、血管源性跛行)。

(10)肌筋膜综合征。

(11)精神问题。

九、治疗

(一)非手术治疗

(1)服用非甾体类抗炎药。

(2)佩戴腰骶部软腰围。

(3)腰部屈曲锻炼。

(4)硬膜外或椎管内注射疗法。

(二)手术

1.适应证

(1)马尾综合征。

(2)进行性肌力下降。

(3)腿痛非手术治疗无效,严重影响生活质量。

2.手术方法

(1)减压

1)中央椎管狭窄:行椎板切除减压术。

2)侧隐窝狭窄:潜行切除过度增生的部分上关节突。

3)椎间孔减压:行椎板切除及关节突潜行减压术后如果发现神经根仍紧张,可能需要再行进一步减压,以下是其他可能发生神经根卡压的部位。

· 上关节突与上位椎体后缘间构成致压。

· 上关节突与上位椎弓根间构成压迫。

· 上关节突或椎弓根与外侧膨出的纤维环间构成挤压。

· 下关节突和下位椎体之间致压(退行性腰椎滑脱)。

· L_5 横突和骶骨翼(远外侧卡压综合征)。

(2)腰椎管狭窄的同时,如果还存在以下情况时,建议进行融合术。

1)不稳定的脊柱退行性侧凸或后凸。

· 侧凸或后凸角度进展。

· 角度超过 20°。

· 腰椎前凸丧失、脊柱矢状面失平衡。

· 腰椎侧方滑移。

· 弯度较柔韧。

· 侧弯的凹侧有神经根性症状。

2)退行性腰椎滑脱。

3)医源性脊柱不稳。

4)双侧关节突关节切除超过 50%。

· 一侧关节突关节完全切除。

5)同一节段或相邻节段椎管减压术后复发。

(3)运动功能保留手术:X-Stop(St.Francis Medical,San Franclsco,CA)手术已获得 FDA批准,其适应证为神经源性跛行、弯腰可缓解;腰椎滑脱程度不能超过 1.5°。

第五节　腰椎滑脱症

一、定义

(1)腰椎滑脱症(spondylolisthesis)——是一个椎体在另一椎体上的移位。

（2）腰椎峡部裂（spondylolysis）——峡部的断裂，峡部是指上、下关节突之间的区域。

二、概述

1.遗传因素

（1）与峡部裂型脊柱滑脱相比（32%），发育不良型脊柱滑脱（94%）发病的家族因素更强。

（2）白种男性（6.4%）比黑人女性（1.1%）更多见，爱斯基摩人群中发生率较高（高达45%）。

（3）严重发育不良型脊柱滑脱中，往往会合并有骶骨脊柱裂及骨性结构的发育异常。

2.流行病学

（1）男性较女性更多见。

（2）足球运动员、女子体操运动员及常需背负重物训练的士兵发生率很高。

（3）卧床、不能行走的患者中发生率低。

三、生物力学机制

(一)腰骶交界区脊柱的力学强度突然改变

（1）峡部骨质较硬，但对疲劳骨折敏感，特别是反复后伸应力。

（2）髋部屈曲挛缩，进而引起腰椎前凸加大时，峡部所受剪切应力增加。S_1上关节突和L_4下关节突会对L_5峡部产生钳夹效应。

四、分型

(一)改良 Wiltse 分型见表 5-6

表 5-6　Wiltse 腰椎滑脱分型

分型	名称	简述	常累及节段
Ⅰ	先天性/发育不良	骶骨、第五腰椎椎弓、关节突关节发育不良	$L_5 \sim S_1$
Ⅱ	峡部裂性	椎弓根峡部缺损	$L_5 \sim S_1$
Ⅲ	退行性	关节突关节和椎间盘退行性改变	$L_4 \sim L_5$（90%）$L_3 \sim L_4$ 或 $L_5 \sim S_1$（10%）
Ⅳ	创伤性	除峡部骨折外的神经弓骨折	$L_5 \sim S_1$
Ⅴ	病理性	病变或全身代谢疾患改变	任何节段
Ⅵ	医源性	关节突关节、韧带、椎间盘或脊柱骨医源性损伤	任何节段

(二)Marchetti-Bartolozzi 腰椎滑脱分型

1.发育性

"骨钩"缺失，L_5椎弓根、峡部、下关节突解剖形态异常。

（1）高度发育不良：骨结构严重异常、伴有明显局部后凸畸形；常见于7～20岁；腰椎代偿性前凸加大。

（2）低度发育不良：进展缓慢；通常无明显症状；椎间盘蜕变会加重运动节段不稳定。

2.获得性

（1）创伤性（急性创伤或慢性应力性骨折）。

(2)手术后。

(3)病理性。

(4)蜕变性。

五、各类脊柱滑脱的诊治(按改良 Wiltse 分型)

(一)先天性或发育不良型(14%)

1.流行病学

(1)通常早期就会发生脊柱滑移。

1)最常见于青春发育高峰期。

2)发生率性别比例,女∶男比为 2∶1。

3)具有遗传因素,第一代直系亲属患病风险增加。

2.病因

(1)$L_5 \sim S_1$ 关节突关节先天性异常或发育不良。

1)关节突关节结构异常。

2)很早即出现脊柱滑移,但由于后方完整神经弓的限制,其滑移亦有限,但出现神经症状的概率较高(25%~35%)。

(2)峡部完整,但是发育不良或被拉长。

3.临床症状

(1)下肢放射痛,很少或完全无腰痛。

(2)马尾功能受损。

4.治疗

对先天性脊柱滑脱患者,如果滑脱不断进展,需要行减压及融合术。

(二)峡部裂型腰椎滑脱

1.流行病学

大多数发生在儿童和青年。

(1)7~20 岁常见。

(2)起病常与青少年发育高峰一致,10~15 岁疾病进展。

(3)最常见发生于 $L_5 \sim S_1$ 节段(95%)。

(4)通常无症状,也可能会出现腰痛和神经根性症状(L_5 神经根)。

2.临床表现

(1)髋及腰背前屈受限。

(2)腘绳肌紧张。

(3)臀部外形扁平(因骶骨变得垂直引起)。

(4)腰骶部后凸。

(5)腰椎代偿性前凸加大。

(6)骨盆前突。

(7)骨盆摇摆步态(pelvic waddle gait)。

3.影像学检查

(1)峡部缺损：斜位片检查，注意观察"斯科特狗征"颈部有无断裂。

(2)按 Meyerding 标准进行滑脱分级，测量滑脱角度。

(3)注意 L$_5$ 椎体楔形变，骶骨穹窿亦会变圆，在正位片上，表现为反"拿破仑帽"征。

(4)CT 扫描能够清楚发现峡部缺损和椎管狭窄情况。

(5)单光子发射断层扫描(SPECT)能够检测峡部缺损的代谢活性。

(6)使用 MRI 检查评估椎管狭窄情况：可能会出现"椎管变宽征"，提示双侧峡部断裂。

(7)影像学测量。

1)Meyerding 滑脱分级。

Ⅰ级：滑移 0%～25%。

Ⅱ级：滑移 26%～50%。

Ⅲ级：滑移 51%～75%。

Ⅳ级：滑移 76%～100%。

Ⅴ级：滑脱≥100%。

2)滑脱角度(slipangle)的测量。

L$_5$ 上终板与骶骨后缘垂线之间的后凸角度，即为滑脱角。它是反应脊柱稳定性较为敏感的指标。滑脱角的纠正是脊柱滑脱手术复位非常重要的目标，相比之下，滑脱的纠正对获得满意的临床疗效并不重要。高度腰椎滑脱中，椎体间植骨融合有助于滑脱复位。

3)腰椎指数(lumbarindex)：测量 L$_5$ 椎体前后方向的楔形变，滑脱椎体前、后椎高的比值即为腰椎指数。

4.治疗

(1)锻炼(非手术治疗)

1)背部和腹肌功能锻炼。

2)腘绳肌牵伸锻炼。

3)如果加强锻炼后疼痛仍持续，可佩戴支具。

如果骨扫描或 SPECT 扫描阳性，提示通过制动、峡部断裂有骨愈合的可能。

(2)手术治疗

1)手术目的：消除疼痛；防止进一步滑脱；恢复正常姿势；防止神经功能损伤。

2)手术技术：峡部直接修复；伴或不伴减压的脊柱后外侧融合，根据情况进行滑脱复位、内固定，可以进行椎间融合。

(3)假关节形成

1)与非吸烟者(95%)相比，吸烟者(57%)融合率降低。

2)常见于仅行原位融合而未行内固定者，此时植骨块所受应力较大影响融合。另外 L$_5$ 横突显露较为困难，影响植骨融合。

(4)滑脱进展：无内固定情况下，即使最终获得牢固融合，但其间 33% 的病例会出现滑脱进展。其影响因素有：

1)滑脱程度高。

2)进行了 Gill 椎板切除减压术。

3)术后未行辅助外固定。

(5)高度滑脱复位后可能造成 L₅ 神经根麻痹,因此严重的滑脱并不需要完全复位,最重要的是纠正后凸畸形。但滑脱复位能提高增加融合率。

(三)退行性腰椎滑脱症

1.流行病学

(1)通常发生在 L₄～L₅ 水平。

(2)妇女比一般人群发病率高约 5 倍。

(3)症状通常 40 岁以后出现。

2.临床表现

(1)腰痛伴双下肢放射痛,50% 患者有神经根性症状,通常出现在 L₅ 神经根支配区。

(2)腰背部僵硬感少见,大多数患者腰部活动度反而加大。

(3)通常伴有椎管狭窄症状。

1)下肢近端肌肉无力。

2)神经源性跛行:购物车征(shopping cart sign),向前弯腰症状缓解。

3.影像学检查

(1)X 线片

1)站立位行侧位片检查,比卧位不负重的检查对发现滑脱更敏感。

2)屈曲一过伸动力片:如果腰椎滑移超过 4 mm 就可认为动态不稳定;成角变化超过 10°,也认为不稳定。

(2)CT 脊髓造影

1)可判断椎管狭窄程度。

2)可评估骨质疏松程度。

3)能清楚观察关节突关节肥大情况。

4)有助于发现穿行神经根被下位脊椎上关节突致压情况。

(3)MRI 检查

1)是检查椎间盘、韧带和神经结构的金标准。

2)提供神经结构受压的详细信息。

3)显示关节突关节滑液囊肿形成及黄韧带肥大情况。

4.治疗

(1)非手术治疗

1)短期卧床休息(1～2 d)。

2)非甾体类抗炎药。

3)口服激素,但仅在腿痛急性恶化加重的情况下使用。

4)理疗:腰部活动度锻炼,有氧锻炼。

(2)手术治疗

1)适应证:腿痛较重、持续存在或反复发作;进行性的神经功能障碍。

2)治疗方案的选择见表 1-7。

(四)创伤性腰椎滑脱

(1)极为少见。

(2)因脊椎后部结构骨折引起,可能是严重多发创伤的一部分,要注意有无脊柱骨折或脱位。

(五)病理性腰椎滑脱

(1)一些全身骨病引起:骨质疏松和软骨病,因应力骨折不断发生、愈合,引起峡部拉长,出现脊柱滑脱不稳。

(2)Paget 病和成骨不全症引起。

(3)原发或转移肿瘤引起。

表 1-7　成人腰椎滑脱的各种术式

手术	优点	缺点	并发症
椎板切除术	疼痛缓解迅速 避免腰椎融合带来的不良反应	对脊柱不稳定未进行处理	滑脱加重(25%～50%)
椎板切除、后外侧融合术	如果获得了融合,脊柱滑脱将会停止进展	有脊柱融合失败的可能	与辅以内固定相比,不进行内固定其假关展节形成率较高
椎板切除、融合及内固定	能增加融合率 能部分进行滑脱复位 允许广泛的减压 对高度腰椎滑脱可联合使用椎体间融合装置	手术时间较长增加了医疗费用	需要进行内固定装置入操作 增加了感染风险 有内植物松动移位或断裂的风险

参 考 文 献

1.陈孝平,汪建平.外科学.北京:人民卫生出版社,2013

2.赵玉沛,陈孝平.外科学.北京:人民卫生出版社,2015

3.王彬.外科与普通外科诊疗常规.北京:中国医药科技出版社,2013

4.赵玉沛,姜洪池.普通外科学.北京:人民卫生出版社,2014

5.邢华.现代临床普通外科学.河北:河北科学技术出版社,2013

6.孙维佳.普通外科学住院医师手册.北京:科技文献出版社,2009

7.周良辅.现代神经外科学.上海:复旦大学出版社,2015

8.王忠诚,张玉琪.王忠诚神经外科学.湖北:湖北科学技术出版社,2015

9.房林,陈磊,黄毅祥.甲状腺疾病外科学.北京:军事医学科学出版社,2015

10.唐中华,李允山.现代乳腺甲状腺外科学.湖南:湖南科技出版社,2011

11.姜军.现代乳腺外科学.北京:人民卫生出版社,2014

12.黄焰,张保宁.乳腺肿瘤实用外科学.北京:人民军医出版社,2015

13.胡盛寿.胸心外科学.北京:人民卫生出版社,2014

14.王春生.胸心外科手术彩色图解.江苏:江苏科学技术出版社,2013

15.姜宗来.胸心外科临床解剖学.山东:山东科学技术出版社,2010

16.魏于全,赫捷.肿瘤学.北京:人民卫生出版社,2015

17.赫捷.临床肿瘤学.北京:人民卫生出版社,2016

18.万德森.临床肿瘤学.北京:科学出版社,2016

19.刘宝林,金中奎.胃肠外科诊疗与风险防范.北京:人民军医出版社,2011

20.苏忠学,吴亚光.实用肝胆外科学.北京:世界图书出版公司,2012

21.朱继业.肝胆外科手术技巧.北京:人民军医出版社,2011

22.何蕾,张文智.肝胆外科重症监护手册.北京:人民军医出版社,2012

23.杨勇.泌尿外科学.北京:人民卫生出版社,2008

24.郭震华.实用泌尿外科学(第2版).北京:人民卫生出版社,2013

25.(美)伯洛克 等著,郝希山 主译.现代肿瘤外科治疗学.北京:人民卫生出版社,2011

26.戴显伟.肝胆胰肿瘤外科.北京:人民卫生出版社,2013

27.公茂琪,蒋协远.创伤骨科.北京:中国医药科技出版社,2013